Ekel in der Pflege
– eine „gewaltige“ Emotion

Mabuse-Verlag
Wissenschaft 45

Dorothee Ringel, geb. 1967 in Niedersachsen, examinierte Altenpflegerin und Diplom-Pflegewirtin (FH), in der Pflege tätig seit 1986 und seit 1995 in Fort- und Weiterbildung. Arbeitsbereiche: stationäre Pflege, ambulante Pflege und Tagespflege. Seit 1999 Dozentin an einer Altenpflegeschule in Frankfurt am Main.

Dorothee Ringel

Ekel in der Pflege

– eine „gewaltige“ Emotion

Mabuse-Verlag
Frankfurt am Main

Die Deutsche Bibliothek – CIP-Einheitsaufnahme

Ein Titeldatensatz für diese Publikation ist bei der Deutschen Bibliothek erhältlich.

Kasseler Str. 1a
60486 Frankfurt am Main
Tel.: 069 / 97 07 40 71
Fax: 069 / 70 41 52
www.oeko-net.de/mabuse/

Druck: Prisma Verlagsdruckerei, Frankfurt am Main
ISBN: 3-933050-30-8
Printed in Germany

U. Fischer

Inhalt

*„Die Königstochter fing an zu weinen
und fürchtete sich vor dem kalten Frosch, den sie nicht anzurühren
getraute, und der nun in ihrem schönen reinen Bettlein schlafen sollte.
Der König aber ward zornig und sprach: wer dir geholfen hat,
als du in Not warst, den darfst du hernach nicht verachten.
Da packte sie ihn mit zwei Fingern, trug ihn hinauf und setzte ihn
in die Ecke. Als sie aber im Bett lag, kam er gekrochen und sprach:
ich bin müde, ich will schlafen so gut wie du: heb mich herauf oder ich
sag's deinem Vater. Da ward sie bitterböse, holte ihn herauf und warf ihn
aus allen Kräften wider die Wand."*

„Der Froschkönig"
von den Brüdern Grimm

1. Einleitung

Während und nach meiner Tätigkeit als Altenpflegerin stellte ich mir immer wieder die Frage, auf welche Faktoren die von mir so häufig beobachtete Würdelosigkeit in Pflegebeziehungen zurückzuführen sei. Offene und verdeckte Mißhandlungen und Vernachlässigungen der Pflegebedürftigen seitens des Personals schienen ständige Begleiter des Pflegealltags.

Die Literatur bietet derzeit eine Reihe von Erklärungsansätzen für die Motive von Pflegegewalt. Ich gehe davon aus, daß innerhalb aller Belastungsfaktoren, denen das Pflegepersonal ausgesetzt ist, das Ekelgefühl in diesem Zusammenhang einen sehr großen Raum einnimmt. Ekel vor Ausscheidungen, vor Hinfälligkeit, Krankheit und Tod begleitet besonders AltenpflegerInnen bei ihrer täglichen Arbeit und kann neben erheblichen Existenzängsten auch Aggressionen und Gewalt auslösen; liegt es doch im Wesen der Ekelfähigkeit, sich vor dem Ekelhaften zu schützen. Die Lösung scheint naheliegend: ein Abbau von Ekelgefühlen als Wegbereiter einer gewaltfreien Pflege.

Doch darf der Ekel nicht als rein destruktive Emotion verstanden werden, sondern auch als Schutzfunktion, die dem Individuum und der Gesellschaft lebensnotwendige Werte, Normen und Grenzen aufzeigt. Die dem Ekel immanente Dialektik, nämlich die in ihm verankerte Gefahr und sein Nutzen, machen die Problemlösung so schwierig.

In der vorliegenden Arbeit möchte ich der Frage nachgehen, inwieweit Ekel als gewaltauslösendes Moment in der Pflege von Bedeutung und ob im Sinne seiner Dialektik eine gewaltfreie Pflege überhaupt möglich ist. Dazu werden im wesentlichen fünf Punkte angesprochen:

Im ersten Teil gehe ich auf die Begrifflichkeit, die Entstehungsbedingungen und den Gegenstandsbereich von Ekel ein, um einen allgemeingültigen Grundstock als Basis für weitere Auseinandersetzungen zu legen. Der zweite Teil thematisiert das Erleben der Pflegekräfte in bezug auf ekelerregende Situationen und arbeitet somit das Konfliktpotential des Ekels heraus. Hierzu werden Untersuchungen herangezogen, die sich eingehend mit diesem Thema beschäftigt haben. Der Hauptteil der Arbeit besteht darin, Verbindungslinien zwischen Ekel und anderen Emotionen, vor allem der Angst herzustellen, um die Vielschichtigkeit und die existentielle Wesenhaftigkeit der Ekelempfindung hervorzuheben. Mit dem anschließenden

Teil wird die dem Ekel eigene Doppeldeutigkeit angesprochen. An ausgewählten Themen soll gezeigt werden, daß die intrapsychischen Aspekte des Ekels als politisches Machtmittel bereits erkannt und instrumentalisiert wurden.

Der letzte Teil meiner Arbeit sucht speziell für die institutionsgebundene Pflegepraxis einen Ausweg aus der mit der Existenz von Ekelgefühlen einhergehenden Problematik. Die Umsetzbarkeit der hier vorgestellten Lösungsstrategien hängt jedoch in entscheidendem Maße von den gegebenen sozialpolitischen Rahmenbedingungen ab.

2. Das Phänomen des Ekels

> *„Vermutlich gibt es keine ekelfreie, ‚gesunde' Seele, es ist eher anzunehmen, daß die Seele auf ihrem Entwicklungsweg diese Grenze als schützend braucht, um hinter ihrem Rücken die Genußfähigkeit zu entwickeln."*
>
> (Utz Jeggle)

2.1 Die Genese des Ekels

2.1.1 Zur begrifflichen Bestimmung

Im psychologischen Lexikon findet sich *Ekel* als das „stark unlustbetonte Gefühl des Widerwillens", wobei ekelerregend „weniger stark die Wahrnehmungen (z.B. Geruch), die der Gegenstand, die Situation, der Mensch u.a. vermitteln, als vielmehr diese selbst oder die Vorstellungen von diesen" wirken (Dorsch, 1982, S.165). Diese Definition zeigt bereits das so schwer Faßbare des Ekelphänomens. Vereinfacht ausgedrückt könnte man sagen: es gibt nichts Ekelhaftes; erst in den Wahrnehmungen des Subjektes transformiert sich eine bestimmte Eigenschaft zum Ekelhaften.

Der Ekel als intrapsychisches Konstrukt muß als Emotion betrachtet werden. Umgangssprachlich hat das Wort Emotion zwei Bedeutungen. Die eine bezieht sich auf das Erleben, z.B. kann eine Person äußern, sie habe Angst. In diesem Fall sollte von Gefühl gesprochen werden. Die zweite Bedeutung schließt neben dem Gefühl auch die Komponenten *körperlicher Zustand* (z.B. erhöhter Adrenalinspiegel) und *Ausdruck* (z.B. geweitete Augen, geöffneter Mund) mit ein. Hier sollte von Emotion gesprochen werden (Schmidt-Atzert, 1996).

Das Ekelgefühl wird vorwiegend in der Emotionspsychologie untersucht. Bisher konnte man sich jedoch nicht auf eine einheitliche Definition von „Emotion" einigen; daher gilt es, eine Arbeitsdefinition auf der Basis folgender Gesichtspunkte zu schaffen (ibd.):

1. Eine Emotion kann durch eine spezifische Veränderung der externen Umwelt ausgelöst werden. Das bedeutet nicht, daß eine Emotion immer einer Veränderung aus der externen Umwelt bedarf, sondern auch durch

eine Veränderung innerhalb eines Individuums ausgelöst werden kann. Auf der kognitiven Ebene wäre da die Imagination einer bestimmten Situation zu nennen, auf der somatischen Ebene hormonelle Veränderungen, wie zum Beispiel die hormonell bedingte Wochenbettdepression. Da allein die Imagination einer Situation ausreicht, eine Emotion auszulösen, sollte nicht von einer Reaktion, sondern von einem *Zustand* gesprochen werden. „Emotion als Zustand verstanden impliziert keine Annahme über eine bestimmte Ursache" (ibd., S.20).

2. Ein emotionaler Zustand hat drei Komponenten, die mit psychologischen Meßmethoden erfaßt werden können, allerdings nicht immer gleichzeitig auftreten müssen:
   a) das Gefühl, womit das emotionale Erleben gemeint ist
   b) innere, also körperliche Veränderungen
   c) von außen wahrnehmbare Veränderungen (Ausdruck, Mimik).

   Unter Berücksichtigung dieser Kriterien gilt eine Emotion als

   > *„ein qualitativ näher beschreibbarer Zustand, der mit Veränderungen auf einer oder mehreren der folgenden Ebenen einhergeht: Gefühl, körperlicher Zustand und Ausdruck" (ibd., S.21).*

Eine Emotion sollte also immer als ein zeitlich begrenzter Zustand betrachtet werden, der qualitativ näher bestimmbar ist. Diese Definition entfernt sich bewußt von Annahmen über zentralnervöse Ursachen dieser Veränderungen und schließt sowohl kognitive Prozesse wie auch Verhalten aus. Emotionen sollten als hypothetische Konstrukte verstanden werden, die als solche nicht beobachtbar sind. Erst mit den Annahmen über dessen Komponenten lassen sich Messungen begründen, die sich auf beobachtbare Veränderungen beziehen.

2.1.2 Ekel als meßbares Phänomen

Die Ekelemotion bietet eine Reihe beobachtbarer *physiologischer Veränderungen*. Typisch sind das Zusammenziehen der Gaumen- und Rachenmuskulatur verbunden mit erhöhter Speichelabsonderung, Würge- und Brechreiz. Weiterhin kann eine erhöhte Kopfdurchblutung festgestellt werden. Vrana konnte 1993 in einer Versuchsreihe Herzfrequenzveränderungen bei Probanden feststellen, die sich eine ekelhafte Situation vorstellten (Schmidt-Atzert, 1996).

Ein weiteres meßbares Phänomen sind die relativ einheitlichen Merkmale der *Mimik*. Bei der intensiven Äußerung von Ekel erweckt man den Eindruck, als ob man würgt oder etwas ausspuckt. Bei dem Ausdruck von Ekel wird außerdem die Oberlippe hochgezogen und die Nase gerümpft, was den Augen oft den Anschein des Schielens verleiht (Izard, 1994).

Eine andere Ausdrucksveränderung, die mit ekelerregenden Situationen einhergeht, ist die *Stimme*. Sie kann durch mehrere physikalische Merkmale beschrieben werden. Zur Differenzierung von Gefühlen sei hier die Grundfrequenz als Hauptmerkmal zu nennen. Eine hohe Grundfrequenz der Stimme erscheint unserem Ohr als hohe Stimme. Scherer hat 1989 die Literatur zu vokalen Veränderungen bei Emotionen ausgewertet. In einigen Untersuchungen fand sich bei Ekel, wie auch bei Angst und Freude, eine erhöhte Grundfrequenz (Schmidt-Atzert, 1996).

Desweiteren wurden im Zusammenhang mit ekelauslösenden Situationen *EEG-Veränderungen* festgestellt. Beim Ekelausdruck fanden Davidson 1993 u.a. eine ausgeprägte Aktivierung (also eine niedrige alpha-power) im rechten Frontalbereich (ibd.).

Angesichts der Tatsache, daß Ekel immer auch mit Veränderungen in Ausdruck und körperlichem Zustand einhergeht, sollte im folgenden Ekel als Emotion verstanden werden.

2.1.3 Reizbewertung und Näheaspekt

Wesentliches Kriterium beim Ekel scheint die Reizbewertung zu sein. Bei Ereignissen oder Objekten, die wir mit dem Begriff „ekelerregend" beschreiben, ist die emotionale Wirkung auf die Person bereits genannt. Da es Theorien gibt, die eine kausale Beziehung zwischen der subjektiven Bewertung eines Ereignisses und der emotionalen Reaktion der Person annehmen, kann davon ausgegangen werden, daß sich die Emotion nach der Reizbewertung richtet (Schmidt-Atzert, 1996). Das heißt, wir zeigen in einer bestimmten Situation eine oder mehrere Komponenten derselben Emotion, weil wir eben diese Situation vorher in gleicher Richtung bewertet haben.

Diese Theorie nimmt dem Ekel seine Ursprünglichkeit und bestärkt die Annahme, daß Sozialisation und Kultur hauptverantwortlich für das Erleben und Entstehen von Ekelgefühlen sind.

Andererseits kann aber auch die Reizbewertung vom emotionalen Zustand der Person abhängen. Danach bewertet das Subjekt eine Situation entsprechend seinem momentanen Gefühlszustand. Die individuelle Unterschiedlichkeit der Reizbewertung erklärt, warum Ekelhaftes nicht pauschalisiert werden kann, und nicht jeder sich vor derselben Sache ekelt. Weiterhin erklärt sie den wechselnden Auf- und Abbau der Ekelschranken innerhalb eines Lebens (Kap. 2.2.2).

Innerhalb aller beschriebenen Variablen des Ekelphänomens läßt sich jedoch eine konstante Komponente des Ekels herausfiltern:

Ekel hat immer mit Nähe zu tun. Mit einer Nähe, die aufgezwungen wird und der man nicht entkommen kann. Das direkte Abgestoßenwerden durch das Widerwärtige als dem Ekelhaften kann nur dann erfolgen, wenn eine Berührung, oder zumindest die Vorstellung einer möglichen Berührung mit ihm gegeben ist. Berührung beinhaltet Nähe. Sobald eine physische oder psychische Distanz besteht, fehlt dem Ekelhaften die Grundlage und somit seine Ekelhaftigkeit. Die Nähe ist nach Kolnai das „Mit-Objekt" des Ekelgefühls. Das Ekelhafte bietet sich dar, „es grinst, starrt, stinkt uns an" (Kolnai, 1974, S.129). Die Nähe ist sozusagen das Brückenglied zwischen dem Ekelhaften und dem „Opfer" und bewirkt eine drohende Steigerung des Ekels selbst durch die Vereinigung mit dem Gegenstand.

2.2 Ekel als Abwehr

2.2.1 Der Prototyp des Ungenießbaren

Die Abwehr ist eine Form der Auseinandersetzung mit der Umwelt (Dorsch, 1984). In bezug auf den Ekel ist es eine Auseinandersetzung mit der Bedrohung der eigenen physischen, aber auch psychischen Identität. Auf der physischen Ebene liegt diese Bedrohung, rein evolutionär betrachtet, in der Tatsache der eigenen Vergänglichkeit.

Nach Izard (1994) dient der Ekel teleologisch als Schutz vor Vergiftungen. Daher ist er unverzichtbar für den Fortbestand des Tierreiches. Wir brauchen ihn als wichtigen Indikator, um das scheinbar Gefährliche abzuwehren.

Die Untersuchungen von Bridges, 1932, bestärken diese Evolutionstheorie des Ekels und lassen auf eine „genetische Ekelinformation“ schließen: Bridges untersuchte das Ausdrucksverhalten von Kindern. Danach haben diese schon im Alter von fünf Monaten eine erkennbare Abneigung gegen bestimmte Nahrungsmittel aufgewiesen. Die Kinder zeigten zum Beispiel bei dem Verabreichen von Spinat eine für die Ekelemotion typische Mimik. In einer späteren Untersuchung konnte Steiner, 1979, bereits bei Neugeborenen mit Hilfe bestimmter Geruchs- und Geschmacksstoffe (faule Eier, Aromen, Zitronensäure etc.) einen Ekelausdruck erkennen, der mit dem von Erwachsenen vergleichbar ist (Izard, 1994).

Diesen Untersuchungen zufolge könnte also der Prototyp von ekelerregenden Situationen etwas sein, das schlecht schmeckt. Danach habe sich Ekel aus dem Hungertrieb entwickelt und als Schutz vor Vergiftungen zur Entwicklung der Menschen beigetragen (ibd.). Verdorbene Nahrung und verseuchtes Wasser werden als etwas Unheilvolles, Schrekkenerregendes und Bedrohliches erkannt und mit Hilfe der Ekelgefühle vermieden.

Das Erkennen einer Ekelemotion im Ausdrucksverhalten von Neugeborenen läßt also darauf schließen, daß Ekel als elementare Regung bereits genetisch angelegt und somit wenn, dann nur bedingt über den Erziehungsprozeß vermittelt wird. Kritisch anzumerken ist hier jedoch, daß das von Steiner und Bridges als für die Ekelemotion typisch dokumentierte Ausdrucksverhalten bei Neugeborenen und Säuglingen auch in Alltagssituationen zu beobachten ist (Schmidt-Atzert, 1996). So zeigen Kinder etwa beim Nase putzen und Gesicht waschen eine ekelspezifische Mimik, wobei diese Reize von Erwachsenen normalerweise nicht mit Ekel in Verbindung gebracht werden. Zu fragen wäre, ob solche Situationen für Kinder als Ekelauslöser fungieren. Im anderen Fall wäre die Forderung der Situationsspezifität nicht erfüllt, was bedeutet, daß die in Kapitel 2.1.2 beschriebene Mimik nicht allein als eine ekelspezifische gedeutet werden darf.

Ist die Ekelemotion im Menschen genetisch festgelegt, sprich evolutionsgebunden, wird es keinen Weg geben, sie zu beseitigen oder ihr vorzubeugen.

2.2.2 Ekel als kultureller Niederschlag

Nach Sowinski sind Ekelgefühle erlernte soziale Mechanismen, die die eigene Identität vor schwierigen Erfahrungen schützen (Wickert, 1996). Diese Definition des Ekels rückt die Reizbewertung als erlernbares Moment stark in den Vordergrund. Weiterhin könnte sie implizieren, daß Eltern und ErzieherInnen sehr weitsichtig potentielle Gefahren für die Integrität ihrer Zöglinge erkennen und sie in diesem Sinne lehren, einen Reiz als ekelhaften zu bewerten. Identitätsschutz als Ausgangspunkt für Sozialisation scheint mir im Zusammenhang mit Ekelgefühlen jedoch nur in bezug auf die Eltern und ErzieherInnen zuzutreffen: die Kinder verletzen die Ekelschranken ihrer Eltern, also deren Identität, wenn sie z.B. überfahrene Ratten nach Hause tragen, nicht ihre eigenen.

Ich stimme allerdings mit der Auffassung überein, daß der Ausdruck von Ekel teilweise ein Produkt kulturspezifischer Werte und Normen ist. Deutlich wird dies durch die Tatsache, daß Kinder in ihren ersten Lebensjahren undifferenziert Dinge mit den Händen berühren und sie in den Mund nehmen, um sie kennenzulernen. Zu diesen Dingen gehören Straßendreck ebenso wie der eigene (lustbesetzte) Kot. Ekelschranken bestehen zu dieser Zeit noch nicht und bauen sich erst später mit den Werten und Normen auf, die von der Gesellschaft vorgelebt werden. Straus formuliert treffend:

> *„Der Ekel und sein Gegenspiel, das Gelüsten, sind seelische Phänomene, die unsere Beziehungen zur Natur, zum Tier und zu den Menschen weithin bestimmen, die unsere Sitten, Gebräuche und Moden, das Es-*

sen, Trinken, die Kleidung, den Bau unserer Häuser und Städte beeinflussen" (Straus, 1960, S.193).

Hiermit kommt der psychische Aspekt der Abwehrhaltung bezüglich des Ekels zum Tragen: Nach Freud ist die freie Befriedigung der Triebansprüche des Menschen unvereinbar mit einer zivilisierten Gesellschaft. Er sieht den Triebverzicht und den Aufschub der Bedürfnisse als Voraussetzungen des kulturellen Fortschrittes (Marcuse, 1995). Marcuse interpretiert

> *„Der animalische Mensch wird zum menschlichen Wesen nur durch eine grundlegende Umformung seiner Natur, die nicht nur die Triebziele, sondern auch die Triebwerte berührt, d.h. die Prinzipien, die das Erreichen der Ziele lenken" (ibd., S.18).*

Freud bezeichnete diesen Wandel als Umformung des Lustprinzips in das Realitätsprinzip (ibd.). Der gesellschaftliche Anspruch, die Affekte, vorwiegend die aggressiven und libidinösen, mehr und mehr zu kontrollieren, hatte zur Folge, daß viele Triebäußerungen aus der Öffentlichkeit verbannt worden sind. In diesem Sinne sehe ich die Existenz von Ekelgefühlen als Abwehrfunktion unerwünschter menschlicher Triebe. Das Vorhandensein und Ausleben gesellschaftlich sanktionierter Triebe erzeugt Scham- und Peinlichkeitsgefühle innerhalb des Individuums.

> *„Das Schamgefühl ist eine angeborene Reaktionsform zum Erleben des Bloßgestelltseins, des Schuldigseins, des Versagthabens, des Prestigeverlustes u.ä." (Dorsch, 1982, S.582).*

Scham geht häufig mit dem Erleben von Ekelgefühlen einher (vgl. hierzu auch Izard, 1994; Schmidt-Atzert, 1996; Klitzing-Naujoks, 1995 u.a.).

Der Aufbau von Ekelschranken als Instrument, den moralischen Werten der Gesellschaft oder des einzelnen gerecht zu werden, schützt vor dem Ausleben peinlich gewordener Verhaltensweisen. Somit steht der Ekel im Dienste des Realitätsprinzips.

Es gibt also Ekelschranken, die uns aufgezwungen werden. Die moralischen und ästhetischen Auffassungen unserer Mitmenschen nehmen uns unsere ursprünglichen Objekte der Begierde, indem sie uns deren moralische Verwerflichkeit suggerieren. Dies erklärt die Ambivalenz des Ekels:

sein Anlocken und Abstoßen zugleich. Die Lust an der Unlust bewirkt, daß man seinen Blick vom Gegenstand des Ekels nicht abwenden kann, während sich einem „der Magen umdreht“. Und die Lust an der Unlust ist es, die den De Sade-Leser daran hindert, das Buch aus der Hand zu legen, während er von der Ekelhaftigkeit seines Inhaltes überwältigt wird.

Da die Normen und Werte sowohl individuell als auch interkulturell unterschiedlich sind, variieren natürlich auch die Ekelschranken in diesen Bereichen sehr stark. Doch auch innerhalb eines Menschenlebens, sogar innerhalb eines Tages verschieben sich Wille und Widerwille stets neu: Hunger und Sättigung sowie Begierde und Befriedigung lassen Lustobjekte wechselseitig abstoßend und anziehend werden.

Mit seiner Aussage „Nichts ist ekelhaft, außer dem Ekel selber“ will Aurel Kolnai (1974, S.171) unterstreichen, daß es kaum einen Gegenstand gibt, der *allgemein* als ekelerregend bezeichnet werden kann. Sowenig es ein eindeutiges Reiz-Reaktions-Schema gibt, gibt es Gesetze für den Auf- oder Abbau von Ekelschranken.

Dennoch postuliert er einen festen Gegenstandsbereich des Ekelhaften und unterscheidet zwischen zwei Typen des Ekelerregenden: dem *physisch Ekelhaften* und dem *moralisch Ekelhaften*. Bedenklich ist hierbei die unklare Verwendung der Begrifflichkeit. Es bleibt offen, ob sich die Attribute *physisch* und *moralisch* auf den Gegenstand des Ekels selbst, auf die Art der Ekelempfindung oder sowohl auf das eine wie auf das andere beziehen. Trotzdem kann gesagt werden, daß das physisch Ekelhafte insgesamt auf das durch die Sinnesorgane real Wahrnehmbare, Körperliche zurückgeht und vorwiegend das Organische betrifft. Das moralisch Ekelhafte versteht Kolnai nicht im ethischen, sondern eher im geistigen Sinne. Hierbei impliziert seine Begriffswahl, daß das moralisch Ekelhafte auch immer ein moralisches Ekelgefühl nach sich zieht. Ich möchte es als einen sich auf Werte und Eigenschaften eines Menschen oder einer Situation beziehenden Gegenstandsbereich verstehen, der in dem Subjekt Widerwillen erzeugt.

Ungeachtet dieser ungeklärten Aspekte hat es Kolnai 1929 mit seinen Ausführungen über das Ekelgefühl vermocht, das Thema ausführlich zu untersuchen und in eine allgemeingültige Terminologie zu bringen.

2.3 Der Gegenstandsbereich des Ekelhaften

2.3.1 Das physisch Ekelhafte

Den Gegenstandsbereich des physisch Ekelhaften gliedert Kolnai (1974) in neun Haupttypen auf:

1. Der Urgegenstand des Ekels sei nach Kolnai die *Fäulnis*. Hierbei ist im allgemeinen der Übergang vom Lebendigen zum Toten gemeint. Demnach ist vorwiegend der Verfall, der Prozeß der Verwesung und Zersetzung das Ekelhafte. „Die Note des Ekelhaften sitzt speziell am Vorgang des Verfaulens und ihrem Träger“ (Kolnai, 1974, S.140). Wesentlich hierbei ist, daß nicht der Zustand des Todes als ekelhaft empfunden wird. Dieser ist nach Kolnai „grauslich“, nicht aber ekelhaft. Das Noch-Lebendige ist für Kolnai das Organische und das Schon-Tote das Anorganische. Danach ekelt man sich nicht vor dem Totenschädel, sondern vor dem Fleisch, das noch daran ist. Vorwiegend geht es Kolnai also um die substantielle Auflösung. Seine Definition des Organischen wäre in diesem Sinne allerdings zu überdenken.
2. Weil sich der Ekel immer auf die sich auflösende Materie, sprich auf die Zersetzung richtet, folgert Kolnai, daß auch die *Exkremente*, die vom lebendigen Körper ausgestoßen werden, als ekelhaft angesehen werden. Wieder ist es diese besondere Art des Übergangs von lebendiger in tote Substanz, die Ekel hervorruft. Exkremente gelten als ekelhaft, da sie das Leben zwar ermöglichen, aber als „Abfallprodukt“ das dagewesene Leben und sogleich die Vergänglichkeit eines jeden Lebens anzeigen.
3. Kolnai unterscheidet zwischen Exkrementen und Ausscheidungen in Form von *Sekreten*, die er in seiner Hierarchie der ekelhaften Dinge an dritter Stelle setzt. Hierbei „handelt es sich zunächst um die allgemeine Ekelhaftigkeit des Klebrigen, Halbflüssigen, gleichsam zudringlich Anhaftenden“ (ibd., S.141). Die körperlichen Ausscheidungen, die im wesentlichen fäulnisfrei (klar) angetroffen werden, erlangen jedoch dann wieder das Stadium der substantiellen Auflösung, wenn sich mit ihnen „das Abfaulen bei lebendigem Leibe“ assoziieren läßt, wie dies zum Beispiel bei großen Dekubiti und eiternden Wunden der Fall sein kann.

4. Das *Kleben* betrachtet Kolnai als nächstes ekelhaftes Phänomen. Die Haupteigenschaft des Ekelhaften, nämlich die, dem Subjekt anzuhaften und anzukleben, sei speziell beim Schmutz der Fall. Der Schmutz als solcher biete wenig Ekelanlaß, nur die sich dem Körper in unbestimmter Zusammensetzung anhaftenden klebenden Partikel erzeugen in dem Subjekt eine „charakterlose Unsauberkeit", vor der es sich ekele.

5. Ein weiteres Phänomen der Ekelemotion liegt nach Kolnai in dem Ekel vor bestimmten Tieren. Hier spielen vorwiegend *Insekten* eine Rolle, insbesondere alle *Kriechtiere*. Hauptmotiv sei auch hier die Assoziation mit Auflösung, Verwesung und Verfall. Das kriechende, schleimige, klebende Gewimmel der Tiere ist oftmals da anzutreffen, wo Leben vergeht (z.B. in überreifen Früchten) oder Totes sich im Stadium der substantiellen Auflösung befindet (z.B. Maden in toten Fischen).

   Dem Ekel vor *Ratten* soll an dieser Stelle eine besondere Bedeutung zukommen, da es sich hier um ein allgemein verbreitetes Phänomen handelt; die Wesenhaftigkeit der Ratten aber von der der Insekten abweicht. Vielfach vermischt sich der Ekel vor diesem Säugetier mit einer unbestimmten, unheimlichen Angst. Kolnai erklärt die Abneigung gegen Ratten damit, daß sich kein anderes Säugetier in seiner ganzen Lebensform so ungezieferhaft gebe, wie die Ratte. Ihr *„unvornehm-schmiegsamer, grauer, länglicher Körper, ihr gehäuftes Auftreten und Aufhalten in Schlupfwinkeln, verbunden mit ihrer parasitären Neigung und ihrem dumpf-tückischen Charakter"* erzeugen gleichsam eine Assoziation zu Schmutz und Seuchen (ibd.).

6. Beim Ekel vor *Speisen* sind nach Kolnai weniger klare Aussagen zu machen. Es gibt sowohl den Ekel vor Speiseresten (Überdrußekel) als auch den Ekel vor verdorbenen Speisen (Fäulnisekel), wobei sich die Ekelintensität in beiden Fällen danach richte, ob die entsprechenden Speisen gegessen werden sollen oder nur präsent sind. Bemerkenswert erscheint mir in diesem Zusammenhang Kolnais Punkt der „Fremdartigkeit". Während man sich vor einer fremdartigen Landschaft kaum ekeln wird, so löst doch bei manchem die Fremdartigkeit einer Speise Ekelgefühle aus. Die Erklärung hierfür kann in dem gemeinsamen Hauptmerkmal von Ekel und Nahrungsaufnahme gesehen werden: die besondere Gebundenheit auf Mund und Magen.

7. An nächster Stelle ist nach Kolnai der Ekel vor dem *menschlichen*

Leib zu nennen. Dieser Ekel trete (von pathologischen Fällen abgesehen) dort auf, „wo der Leib als solcher, also ohne menschliche Rolle und Beglaubigung, hervortritt und andringlich wird, sich allzu stark als Leib spüren läßt." (ibd., S.148). Der noch warme Stuhl in einem Wartezimmer kann demnach ebenso Ekel vor dem menschlichen Körper hervorrufen wie zu schmale Sitze in Straßenbahnen, die eine ungewollte Nähe zu fremden Menschen herbeiführen können.

8. Kolnai führt weiterhin den Ekel vor dem *wuchernden Leben* und der *üppigen Fruchtbarkeit* an. Der Autor sieht den assoziativen Zusammenhang zwischen einer wimmelnden Brut irgendeiner Tiergattung mit der schnellen, massenhaften Verwesung alles Lebendigen. Viel Lebendes bedeutet viel Totes, also auch Verwesendes. Folglich muß davon ausgegangen werden, daß auch große Ansammlungen von Menschen oder Kinderreichtum Ekel auf sich ziehen können, da hier das Moment der üppigen Fruchtbarkeit zum Tragen käme.
9. Zuletzt verweist Kolnai auf das Ekelhafte *„der Krankheit und der körperlichen Verwachsenheit"*. Während der Ekel vor der Krankheit schon in den ersten beiden Punkten unter Sekret und Exkret behandelt wurde, spricht er bei der körperlichen Verwachsenheit vom „Leben am unrechten Orte". Demnach erinnerten alle Wucherungen und Deformationen an Lebensbetriebsamkeit am falschen Ort und gleichsam an Verfall.

2.3.2 Das moralisch Ekelhafte

Die Aspekte des „moralisch Ekelhaften" sind im Zusammenhang dieser Arbeit nur bedingt relevant und sollen im folgenden zusammenfassend dargestellt werden. Vorwegnehmend sei gesagt, daß meines Erachtens der Begriff des Ekels in diesem Kontext teilweise zu stark ist und mit dem der Abscheu oder der Geringschätzung ausgetauscht werden sollte.

Der, wie Kolnai (1974) ihn bezeichnet hat, moralische *Überdrußekel* gilt als Hauptvertreter des moralisch Ekelhaften. Der Überdruß ist hierbei auf der geistigen Ebene anzusiedeln und tritt dann auf, wenn das Erlebnis oder der Genuß, dessen man überdrüssig wird, ehemals lustbetont war. Nicht der Gegenstand selbst, sondern sein andauerndes Vorhalten wird zur Ursache des Ekels.

Der moralische Ekel vor einer *übermäßigen oder am falschen Ort entfaltete Vitalität* bedarf der besonderen Beachtung und wird im Kapitel „Sexualität in der Pflege" eingehender besprochen. Wichtig in diesem Kontext ist die Verbindung zwischen Vergänglichkeit und Fruchtbarkeit, die Ekel erzeugen kann.

Als weitere Typen des moralisch Ekelhaften sieht Kolnai den Ekel vor der *Lüge* und der *Verlogenheit,* den Ekel vor *Falschheit, Untreue* und *Verrat* wie auch den Ekel vor *moralischer Weichheit.* Auf diese Punkte soll hier jedoch nicht weiterführend eingegangen werden.

Im Sinne des moralisch Ekelhaften wird klar, daß es nicht nur das Häßliche, Unästhetische, Verwesliche an sich ist, vor dem man sich allein und ausschließlich ekelt. Es wird ein tieferer Sinn hinter dem Gegenstand des Ekels erspürt, der durch den Gegenstand an sich verhüllt ist. Diese vermuteten verborgenen Eigenschaften sind jedoch nicht nur die Eigenschaften des Todes. Da demnach auch Korallen oder Elfenbeinschmuck Gegenstände des Ekels sein müßten, geht Straus (1960) vielmehr davon aus, daß es immer darauf ankomme, mit welchen Augen man einen Gegenstand betrachte. So wird beispielsweise, während man sich gemeinhin vor offensichtlich benutzter Leibwäsche anderer Menschen ekelt, Gretchens getragene Unterwäsche für Faust zum begehrten Schatz.

2.4 Die Wahrnehmung des Ekelhaften

Nach Kolnai sind die Hauptträger der Ekelempfindung hauptsächlich der „Geruchssinn", der „Gesichtssinn" und der „Tastsinn". Der Geschmackssinn findet nach Kolnai weniger Bedeutung und wird dem Geruchssinn subsumiert. Der akustische, der „Hörekel", wird hier ebenfalls außer acht gelassen, da „aller Hörekel zum guten Teil moralischer Ekel" sei (Kolnai, 1974, S.137). Diese Aussparung halte ich jedoch für bedenklich, da das Hören ekelerregender Geräusche eine Nähe des Ekelhaften zum Subjekt bewirkt, die unter dem Aspekt der Imagination ebenfalls starken Ekel hervorrufen kann.

2.4.1 Der Geruchssinn

Die primäre Bedeutung für die Erzeugung des Ekelgefühls bildet nach Kolnai (1974) der Geruchssinn. Hierfür können drei Aspekte verantwortlich gemacht werden:

a) Genetisch gesehen ist der Geruchssinn wahrscheinlich der älteste und urtümlichste Sinn des Menschen. Geruch und Gefühlsleben liegen sehr nahe beieinander. Bei der Geruchs- oder Riechprobe, die als diagnostisches Verfahren in vielen medizinischen und psychologischen Bereichen angewandt wird, ist festzustellen, daß beim gleichzeitigen Anbieten mehrerer Geruchsreize nicht nur der stärkere, sondern auch der gefühlsbetontere Reiz siegt. Die immer noch häufig anzutreffende Redewendung, eine Person „nicht riechen zu können“, wenn sie einem unsympathisch ist, verstärkt diese Annahme (Dorsch, 1982, S.248).

b) Anatomisch betrachtet hat das Riechorgan durch seine direkte Verbindung zum Großhirn, in dem die Geruchsreize wahrgenommen werden, in dem aber auch die sogenannten Riecherinnerungen liegen, einen sehr kurzen und direkten Weg der Reizübermittlung (Jecklin, 1986). Gerüchen zu entkommen stellt sich als nahezu unmöglich heraus, denn Geruchsreize wirken unmittelbar und vorrational. So entsteht das Gefühl, „einen Geruch nicht mehr aus der Nase zu bekommen“. Geruch und Gefühlsleben haben eine derart enge Beziehung, daß man davon ausgehen muß, daß nicht die Ratio, sondern das Vor- und Unbewußte der steuernde Mechanismus bei dem Erleben von Ekelgefühlen ist (Reineke, 1995).

c) Das oben behandelte Motiv der Nähe spielt beim Geruchssinn eine entscheidende Rolle, denn durch den Geruch werden Partikelchen des Ekelhaften direkt in das Subjekt hineingetragen und es wird sozusagen mit dem üblen Geruch kontaminiert. „In der Intimität dieser Sinnesmodalität gründet ihre primäre Bedeutung für den Ekel“ (Kolnai, 1974, S.137).

2.4.2 Der Tastsinn

An zweite Stelle der für die Ekelgefühle verantwortlichen Sinne setzt Kolnai den Tastsinn. Das Motiv der Nähe (Kontaktnähe) ist hier zwar etwas abgeschwächt, jedoch noch sehr wirksam. Als ekelhafte taktile Reize gibt er die Tasteindrücke des „Schwabbligen, Schleimigen, Breiigen und allgemein des Weichen“ an (Kolnai, 1974). Im Gegensatz zu den Gerüchen sind die Tasteindrücke jedoch nicht eindeutig negativ besetzt. Fruchtgelees, Konfitüre, Aspik und Pürees werden in der Regel auch nicht als ekelhaft empfunden, obwohl diese Gegenstände die oben beschriebene Konsistenz aufweisen. Kolnai sieht darin die Bestätigung, daß der Urgegenstand des Ekels die Fäulnis sei und sich diese nicht ertasten lasse. Es gibt zwar einen spezifisch fauligen Geruch, jedoch keine für die Fäulnis charakteristische Konsistenz. Dem Tastsinn kommt dennoch eine große Bedeutung zu, da er wie der Geruchssinn ebenfalls auf eine intime Vereinigung mit dem Ekelhaften hinweist. Wie der Geruchssinn durch das Eindringen der Geruchspartikel in das Körperinnere auf die Nahrungsaufnahme hinweist, weist der Tastsinn über die Berührung auf die Sexualität hin, „welche ja gleichfalls eine ansehnliche Zahl von Ekelmotiven liefert“ (ibd., S.138).

2.4.3 Der Sehsinn

An letzter Stelle der verantwortlichen Sinne steht nach Kolnai (1974) der Sehsinn. Weil ein optischer Eindruck nicht so tief in den Gegenstand des Ekelhaften hineingeht wie ein taktiler, dringt er auch nicht so tief in den Aufnehmenden hinein. Hier spielen vorwiegend die Assoziationen, die mit einem bestimmten visuellen Ereignis entstehen, eine Rolle. So wird zum Beispiel bei einem Gewimmel von Maden oder Fliegen etwas Fauliges *vermutet*, nicht aber wirklich gesehen. Der Sehsinn wirkt nicht unmittelbar als Ekelsinn, sondern erst in Verbindung mit Wissen und/oder Erfahrung. Dies erklärt, daß Kinder sich nicht scheuen, Aas oder kranke Tiere anzufassen, solange sie noch keine Erfahrung mit Fäulnis, Verwesung und Tod gemacht haben. Zu dem Nähekriterium gesellt sich also das dem Ekel innewohnende Moment der Verdecktheit.

> *„Das Gefühl des Ekels bleibt nicht an der äußeren Erscheinung, dem oberflächlichen Eindruck haften, sondern es wird etwas erspürt, das durch den ‚Anstrich‘ verhüllt wird, nämlich die verborgenen Eigenschaften“ (Greß, 1979, S.4).*

Entscheidend für die von Kolnai postulierte Bedeutsamkeit der Sinnesorgane in bezug auf ekelauslösende Momente erscheint mir der Punkt der Intimität bzw. der Penetranz des Ekelhaften in das Subjekt. Der *Geruchssinn* läßt ein sehr tiefes Eindringen des Ekelhaften in den Körper zu, da die Geruchspartikel direkt in unsere Nase, unser Hirn aufgenommen werden. Es treten unbewußte Verbindungslinien zur Nahrungsaufnahme auf, zur Inkorporation des Ekelhaften. Ein Nicht-atmen ist auf Dauer nicht möglich, ein Atmen durch den Mund verstärkt die Penetrationsangst.

Der *Tastsinn* steht in der Mitte der Hierarchie, da mit ihm zwar Körperkontakt und unbewußt eine Parallele zur intimen Vereinigung verbunden ist, es aber nicht folgernd zum Eindringen des Ekelhaften in das Subjekt kommt. Es wird kontaminiert, aber nicht infiltriert.

Als unbedeutendster Träger der Ekelempfindung kann das *Sehorgan* genannt werden, da mit dem visuellen Erkennen eines Gegenstandes nicht zwangsläufig ein körperlicher Kontakt und damit keine direkte Inkorporationsphantasie einher geht. Die körperliche Distanz zwischen Subjekt und Gegenstand ist gewährleistet, womit dem Motiv der Nähe nochmals seine Relevanz zugesprochen wird.

Stichwörter:

Nähe - Inkorporation - Sexualität - Fäulnis

3. Ekel in der Alten- und Krankenpflege

„So will mich Ekel vielmehr dazu bringen, meine Umgebung, meinen Nähekreis zu säubern und etwas daraus auszujähten"
(Kolnai)

3.1 Thematisierung von Ekel in Lehre und Ausbildung

3.1.1 Vorbereitung und Reflexionsmöglichkeiten damals

In der Alten-, Kranken- und Behindertenpflege besteht ein Höchstmaß an Nähe zwischen den Hilfebedürftigen und den Pflegepersonen. Wie oben beschrieben, ist Nähe eine wichtige Variable in der Entstehung von Ekel. Unter Betrachtung des Gegenstandsbereiches von Ekelerregendem (vgl. Kap. 2.3) scheint gerade die Pflege am Menschen ein Ort der Grenzsituationen zu sein.

Die Krankenschwester und Sozialpsychologin Gabriele Overlander untersuchte die Behandlung des Ekelphänomens in älteren Krankenpflegebüchern. Laut dieser Untersuchung wurden Anfang des 20. Jahrhunderts die schwierigen Situationen, die sich in der Auseinandersetzung mit Kranken ergeben können, explizit angesprochen. Einer genaueren Beschreibung dieses Themas haben sich die Autoren der Lehrbücher allerdings entzogen, um das „Zartgefühl" der Frauen nicht zu verletzen (Overlander, 1994). Wie ekelhaft das Ekelhafte sein konnte, wollte man also nicht ausführen, aber die Hinweise auf die Stärke der Grenzsituationen, in denen sich die Pflege bewegt, waren eindeutig. Folgendes Zitat aus dem staatlichen Krankenpflegelehrbuch von 1928 läßt sogar eine Warnung vor dem Ekelhaften in der Auseinandersetzung mit Kranken erkennen:

> *„Wer glaubt, in der Krankenpflege einen besonders ‚interessanten' Beruf zu wählen, der verkennt, daß der Dienst am Kranken vor allen Dingen Arbeit bedeutet, zu der oft große Überwindung gehört. Nur der Wunsch und Wille, den Kranken zu helfen, sich in ihre Welt einzufügen, nur ein hohes sittliches Pflichtbewußtsein werden die Pflegeperson über alle Schwierigkeiten hinwegführen ..." (Staatliches Krankenpflegelehrbuch, 1928, zit. n. Overlander, 1994).*

Schon 1913 wurde die Auffassung vertreten, daß sich die Krankenschwester vor dem Ekelhaften keinesfalls ekeln dürfe (Overlander, 1994). Dieses „Ekelverbot" zog sich weiter durch die Geschichte der Krankenpflege: Zwischen 1958 und 1970 befand die Arbeitsgemeinschaft Deutscher Schwesternverbände und der Deutschen Schwesterngemeinschaft e. V.:

> *„Die Schwester darf weder irgendwelche Zeichen von Ekel erkennen lassen, noch jemals in Gegenwart des Kranken eine Bemerkung über den Geruch machen" (zit. n. Overlander, 1994, S.86).*

Mit Selbstüberwindung, gutem Willen zu helfen und Verständnis für den Kranken sollten die eigenen Ekelgefühle unterdrückt werden (Overlander, 1994). Die damaligen Autoren sprachen das Phänomen des Ekels in der Pflege immerhin an, während in späteren Publikationen die Auseinandersetzung mit diesem Thema zunehmend reduziert wurde. So verschwanden das Phänomen des Ekels und die damit verbundenen Schwierigkeiten gänzlich aus der Pflegeliteratur. In den achtziger Jahren ging es schließlich um die „Diskretion in Gestalt von Rücksicht, Takt und Feingefühl", mit der man Menschen im alltäglichen Lebensraum der Ausscheidung entgegentreten solle, und der es um „die Bewahrung der Person und der Freiheit des anderen Menschen geht" (Juchli, 1987, S. 188). Ekelgefühle in der Pflege wurden zum Tabuthema. Erst die neunziger Jahre ermöglichen im Hinblick auf Professionalisierungsbestrebungen und Qualitätsverbesserung eine konstruktive Auseinandersetzung mit der Existenz von Ekelgefühlen und den damit verbundenen Problemen in der Pflege.

3.1.2 Vorbereitung und Reflexionsmöglichkeiten heute

Wie Auszubildende derzeit mit dem Thema „Ekel in der Pflege" konfrontiert werden, zeigt die folgende Studie:

Im Rahmen ihrer Untersuchung zum „Umgang mit Ekelgefühlen während der Krankenpflegeausbildung" befragte Angelika Hanft (1996) SchülerInnen des ersten und des dritten Ausbildungsjahres nach deren ekelerregenden Erlebnissen und welchen Stellenwert der Umgang mit diesen in ihrer Ausbildung hatte. Die Auswertung der Fragebögen ergab, daß im Unterricht zwar über Ekel gesprochen wurde, daß aber trotzdem ein Defizit an

Gesprächen bezüglich ekelverursachender Situationen und deren Bewältigung bestand. Erst in der ausbildungsbegleitenden praktischen Arbeit fanden die SchülerInnen eingeschränkte Möglichkeiten zur Auf- und Bearbeitung dieser Gefühle. Viele von ihnen erlebten es als hilfreich, mit examinierten und berufserfahrenen Kräften über solche Situationen zu sprechen. Diese Gespräche hatten jedoch keinen eigenen Raum und verliefen „nebenher" oder in der Freizeit. Die Reflexion der negativ empfundenen Emotionen, die der Stationsalltag mit sich bringen kann, hängt also gemäß dieser Aussagen von der eigenen Reflexionsbereitschaft der SchülerInnen und dem guten Willen der AusbilderInnen ab.

Fünf von neun SchülerInnen wünschten sich ausdrücklich mehr Reflexionsmöglichkeiten zum Thema „Ekel", sowohl auf Station wie auch im Unterricht. Aus Angst, von ihren Vorgesetzten in Zeugnissen negativ beurteilt zu werden, sprachen einige Befragte ihre unangenehmen Gefühle nicht an. Die SchülerInnen beschrieben, daß von ihnen Handlungen und nicht Gespräche erwartet wurden.

3.2 Das Erleben von Ekelgefühlen

3.2.1 Festhalten am Tabu

Mit dem Thema „Umgang mit Ekel in der Pflege" befaßte sich erstmals Christine Sowinski (1991) ausführlich. In ihrer zweijährigen Studie untersuchte sie die seelischen Belastungsfaktoren in der stationären Altenpflege aus der Sicht des Pflegepersonals. Eines der Ziele ihrer Studie war die genauere Erfassung des Streßfaktors Ekel.

Es wurden 30 Pflegekräfte befragt, davon 22 weiblichen und 8 männlichen Geschlechts. Der Altersdurchschnitt lag bei 31 Jahren. Bei den Befragten handelte es sich sowohl um examinierte AltenpflegerInnen als auch um Krankenschwestern und -pfleger sowie um Angehörige anderer Berufsgruppen. Die Berufstätigkeit lag zwischen zwei und 15 Jahren und bildete einen Mittelwert von sieben Jahren.

Die Tiefeninterviews, die zwischen 45 und 90 Minuten dauerten, fanden in der Freizeit der Befragten an einem Ort ihrer Wahl statt. Sowinski bemühte sich während ihrer Interviews sehr um eine freundliche und entspannende Atmosphäre.

Zum Thema Ekel äußerte sich keiner der Befragten von sich aus. Wurden sie diesbezüglich direkt angesprochen, war die vorher entspannte und freundliche Atmosphäre des Gesprächs laut Sowinski beeinträchtigt. Sie erklärt das damit, daß Tabus, wozu Ekelgefühle gehören,

> *„dazu eingesetzt werden, sich selbst vor etwas zu bewahren. Sie können als Abwehrmechanismus betrachtet werden und sind ein Zeichen der Ohnmacht und Hilflosigkeit" (Hoffmann, Sowinski 1996, S.11).*

Danach wäre nicht nur der Ekel selbst eine Abwehrreaktion, sondern auch das bewußte Vermeiden einer Auseinandersetzung damit. Diese Erklärung widerspricht jedoch dem Ergebnis der Befragung von Hanft (1996), wonach sich der Großteil der Befragten eine vermehrte Auseinandersetzung mit dem Thema wünscht. Möglicherweise sind hierin die Anfänge eines gesellschaftlichen Wertewandels zu sehen, nach dem sich die Krankenpflege ihrem mystischen Bild der aufopfernden Helferposition erwehrt. Geprägt durch kulturelle Einflüsse und der spezifischen Geschichte der Krankenpflege (vgl. Kapitel 3.1.1) unterliegen jedoch viele Pflegekräfte noch heute dem „Ekelverbot". Das Zulassen eigener Gefühle in Pflegebeziehungen gilt teilweise noch als unprofessionelle Haltung, weshalb das Erleben von Ekelgefühlen nicht gern zugegeben wird.

Nach Sowinski (1991) gaben schließlich von den 30 befragten Personen 23 an, bei der Arbeit mit Ekelgefühlen zu tun zu haben. Ihrer Meinung nach war ihre Berufszugehörigkeit und eigene Pflegeerfahrung diesem Ergebnis zuträglich, denn dadurch bekam sie von den Befragten das nötige Vertrauen entgegengebracht.

3.2.2 Die Hierarchie des Ekelhaften

Aus den Beschreibungen des Personals zur Intensität der Ekelgefühle erkannte Sowinski (1991) eine Abstufung der Ekelempfindungen von „unangenehm" bis „grauenhaft". Sie unterteilte ekelerregende Situationen in drei Schweregrade, die nachstehend dargestellt werden:

1. Wenn kulturelle Grenzen verletzt werden, gilt die Situation als *unangenehm.* Kulturelle Grenzen können nach Sowinski dann verletzt werden,

- wenn Ausscheidungen nicht in der Toilette, sondern im Bett sind
- wenn in Vorhänge, statt in Taschentücher geschneuzt wird
- wenn Tischmanieren fehlen.

2. Konfrontationen mit absterbendem Gewebe, großen Dekubiti, Wunden und Eiter rufen ein ungleich *stärkeres Ekelgefühl* hervor. Während der Umgang mit Stuhl und Urin den Befragten anfangs große Probleme bereitete, gewöhnten sie sich doch tendenziell an diese Situationen. Klitzing-Naujoks (1995) erklärt dies damit, daß diese Ausscheidungsvorgänge an sich noch wenig mit dem Krankheits- und Zerfallsprozeß des menschlichen Körpers zu tun haben. Der Umgang mit großen, eiternden Wunden wird als schwieriger empfunden, da die Konfrontation mit dem Verfall des menschlichen Körpers hier einen hohen Stellenwert einnimmt. In diesem Kontext stellt sich vielen Pflegenden die Frage nach dem Sinn des Lebens.
3. Als eindeutig *grauenhaft* wurde beschrieben, wenn Heimbewohner ihren eigenen Kot essen und danach der Mund gesäubert werden muß. Eine Krankenschwester sagt dazu: „Wenn das passiert, könnte ich mich auf den Boden legen und weinen“ (Sowinski, 1991, S.185). Bemerkenswert scheint mir die Fassungs-, Hoffnungs- und Hilflosigkeit der Pflegekräfte in Situationen, die mit der Verunreinigung des Mundes einhergehen. Inkorporationsphantasien bezogen auf die eigene Person scheinen dieser Situation ihre Unerträglichkeit für das Pflegepersonal zu verleihen.

Hanfts Studie (1996) zeigt ebenfalls als schwierigste Grenzsituationen solche auf, die mit der Verunreinigung des Mundes einher gehen. Hierbei gaben die Befragten an, das Schlimmste daran sei, mit den entsprechenden Ausscheidungen (Sputum und Erbrochenes) in direkten Körperkontakt zu kommen. Ein Kontakt zwischen der Ausscheidung und dem eigenen Gesicht gilt dabei als die ekelhafteste Form und verdeutlicht die Angst der Pflegepersonen vor Einverleibung des Ekelhaften. Nach Klitzing-Naujoks (1995) deutet sich hier ein Zusammenhang zur Sexualität an, da die Mundregion neben der Nahrungsaufnahme dem Ausdruck von Zuneigung dient. Die Verbindung zwischen sexuellen Körperfunktionen auf der einen Seite und körperliche Krankheit, Zerfall und Tod auf der anderen Seite scheint die starke Intensität der Ekelgefühle zu verursachen.

Sehr häufig wird von den von Hanft Befragten Sputum als Gegenstand des Ekelhaften genannt. Er gilt als hoch infektiös und könnte deshalb in der Hierarchie des Ekelhaften so weit oben liegen. Hinter ihm verbirgt sich nicht nur die Inkorporationsphantasie, sondern auch eine erhöhte Gefahr für die Gesundheit des Pflegepersonals. Während die Nacktheit der Patienten zum Beispiel bei der Körperpflege irgendwann als gegeben hingenommen wird und es zu einer bedingten Gewöhnung im Umgang mit Stuhl und Urin kommt, wird eine Gewöhnung an Erbrochenes und Sputum deutlich verneint (Hanft 1996). Einzig die Toleranzgrenze erhöht sich nach Angaben der KrankenpflegeschülerInnen. Abhängig von der körperlichen Verfassung (Tagesform) und der Beziehungsqualität zum Patienten empfinden die Pflegekräfte die ekelerregenden Situationen unterschiedlich stark.

Laut Hanft verstärken sich Ekelgefühle, wenn die Pflegenden davon ausgehen, die ekelerregende Situation habe der betreffende Patient oder Bewohner selbst verschuldet. Gerade am Beispiel „Kot-Essen", das in Altenpflegeheimen und geriatrischen Stationen nicht selten vorkommt, wird deutlich, welchen Belastungen die MitarbeiterInnen aber auch die BewohnerInnen dieser Stationen ausgesetzt sind. Die diffizile Symptomatik von Demenzen (vgl. Grond, 1988) verursacht, daß Pflegende häufig geneigt sind zu glauben, die Patienten hätten ihre Situation vorsätzlich verschuldet.

Eine weitere starke Befürchtung der MitarbeiterInnen ist, die ekeligen Situationen nicht abschütteln zu können, daß sie sie, dem Körper anhaftend, mit nach Hause nehmen. Laut Sowinski hat jede Pflegekraft im Laufe ihrer Berufstätigkeit mindestens ein derart ekelhaftes Erlebnis, daß sie es nicht mehr vergessen kann (Wickert, 1996).

3.3 Sexualität in der Pflege

3.3.1 Ekel und Sexualität

Aus psychoanalytischer Sicht stehen Ekel und Sexualität sehr nah nebeneinander. Die Genitalien haben teilweise die Funktion der Ausscheidungsorgane und werden in der frühen Kindheit undifferenziert wahrgenommen. Nach Freud sind in der frühkindlichen sexuellen Entwicklung die Ausscheidungsorgane und auch die Ausscheidungen selbst sexuell lustvoll besetzt. Der Aufbau gesellschaftlicher und kultureller Schranken erfolgt nach

Freud zwischen dem fünften Lebensjahr und der Pubertät (vgl. Freud, 1978). Hier richten sich die „Schranken von Moral, Scham und Ekel auf, um den polymorphen Sexualtrieb des Kindes in die naturgegebenen Bahnen zu lenken“ (Greß, 1997, S.11). Eine Unterentwicklung der nun aufgebauten Ekelschranken sei demnach für die Perversion verantwortlich, während ihre Überentwicklung zu einem übersteigerten Ekelgefühl in der Sexualität führe. Gleichgültig, in welcher Ausgewogenheit die Ekelschranken aufgebaut wurden, liegt die Verbindung zwischen Sexualität und Ekel doch nahe: Gemessen am Gegenstandsbereich des Ekels (Ausscheidungen, Sekrete etc.) und dem Aspekt der Intimität durch Nähe erfüllt die Sexualität die wichtigsten Bedingungen zur Entstehung von Ekel.

Auch den von Kafka 1930 durchgeführten Gedankenexperimenten, die ergründen sollten, worin das gemeinhin Ekelerregende bestehe, entnimmt Greß (1979), daß der Ekel nicht nur dem Nahrungstrieb diene. Seine eigentliche Bedeutung liege vielmehr in der instinktiven Regulation der menschlichen Geschlechtsbeziehungen. Der Ekel wird damit „als eine natürliche Einrichtung gesehen, die den Sexualtrieb in seine naturgegebenen Schranken weist“ (Greß, 1979, S.10).

> *„Sinnlos, den Zusammenhang von Ekel und Sexualität dementieren zu wollen. Er resultiert aus der Nähe-, ja der Aufdringlichkeitsstruktur von Sexualität ebenso wie aus der Tatsache, daß die Spuren des Geschlechtsverkehrs in hohem Maße Affinitäten zu den Formen des Ekelhaften aufweisen“ (Liessmann, 1997, S.108).*

Das sexuelle Begehren ist in der Regel imstande, die Ekelschranken zu verschieben, was der Sexualität erst ihren spezifischen intimen Charakter verleiht.

3.3.2 Wirkzusammenhänge

Besonders Altenpflegekräfte werden oftmals mit den erotischen Phantasien und Wünschen der BewohnerInnen konfrontiert. Der Aufenthalt in Alten- und Pflegeheimen ist für die Betroffenen meistens ein langfristiger. Im Sinne eines Pflegeverständnisses mit ganzheitlichem Anspruch sollte es deshalb auch und gerade hier darum gehen, alle Aktivitäten und Bedürfnisse des Lebens in der Beziehung zum Heimbewohner zu berücksichtigen – so auch die *Sexualität.*

Sexualität in der Pflege kann nun aber nicht nur, wie von Knobling (1993) dargestellt, Irritation und Unbehagen beim Personal auslösen, sondern auch Ekel. Schützendorf schreibt dazu:

> *„Das unmittelbare Erleben ihrer Lust und Erregung bringt mich in Verlegenheit, beengt mich, stößt mich ab, erzeugt Ekel in mir und beschämt mich" (Schützendorf, 1996, S.349).*

Im folgenden möchte ich hierfür zwei Erklärungsansätze geben:

Zum einen können wie schon erwähnt Ekelschranken durch sexuelles Begehren verschoben werden. Das bedeutet, daß Körperausscheidungen und -sekrete als weniger oder gar nicht ekelhaft empfunden werden, wird der Kontakt mit ihnen von Begierde begleitet. Dort, wo aber das sexuelle Begehren in sich zusammenfällt bzw. niemals existierte, verliert sich auch der Schutz vor dem Ekel.

Häufig werden sexuelle Wünsche von Gepflegten während der Körperpflege, die der Pflegende übernimmt, wachgerufen. Die Körperpflege beinhaltet jedoch auch oftmals das Entfernen von Exkrementen und anderen Ausscheidungen. Während solcher pflegerischen Interaktionen, in denen das sexuelle Begehren nur vom Gepflegten ausgeht, d.h. einseitig ist, werden folglich im Pflegenden Abwehrhaltungen wie Ekel aktiviert und durch den Kontakt mit Ausscheidungen noch verstärkt.

Zum anderen kommt bezüglich des Ekels vor Sexualität in der Pflege Kolnais Standpunkt zum Tragen. Nach ihm ist einer der Gegenstände des Ekels die übermäßig oder am falschen Ort entfaltete Vitalität (Kolnai, 1974). Gesellschaftlich gesehen ist die Rolle der Pflegekraft die der allseits starken, omnipotenten und vor allem asexuellen Helferin (Klitzing-Naujoks, 1995). Sexuelle Themen haben demnach in der Pflegebeziehung keinen Platz. Sie ist der falsche Ort für derartige Bedürfnisse und zieht daher Ekel auf sich. Das Altenheim als Ort für Sexualität deutet weiterhin auf die (Lebens)zeit hin, in der sie gelebt wird. Sexualität im Alter wird in unserer Gesellschaft möglicherweise auch deshalb so negativ bewertet, da hierbei die nach Kolnai offensichtlich ekelerregende Verbindung zwischen Vergänglichkeit und Fruchtbarkeit zutage tritt (vgl. Kap. 2.3.1).

Das derzeitig bestehende negative Bild der Sexualität im Alter hat zweifelsohne vielschichtigere Gründe, denen hier im einzelnen nicht nachgegangen werden kann.

Der in Pflegebeziehungen inadäquat praktizierte Umgang mit sexuellen Bedürfnissen der Gepflegten resultiert nach Frieling-Sonnenberg (1994) vorwiegend aus unbearbeiteten (Kindheits)konflikten des Pflegepersonals. Nach ihm kann Sexualität im Alter und im Heim nicht als isoliertes Thema angesprochen werden, sondern nur im Zusammenhang mit der Sexualität der Pflegenden. Sind sich diese ihrer eigenen sexuellen Bedürfnisse und Wünsche bewußt und erleben sie sie angstfrei, so ist auch ein positiver Umgang mit der Sexualität ihrer anvertrauten Menschen möglich. Solange dies nicht der Fall ist, wird es immer wieder zu unangepaßten Reaktionen auf die Sexualität der Pflegebedürftigen kommen. Diese zeigen sich in dem Anlegen eines Dauerkatheters, um – bewußt oder unbewußt – vermeintliche Selbstbefriedigung zu verhindern. Weiter in dem Verstecken der betreffenden Personen hinter „beschützenden" Abteilungen oder einfach im „Totschweigen" des Themas (Frieling-Sonnenberg, 1994).

Das nachstehende Zitat ist selbstredend für den mancherorts noch heute praktizierten Umgang mit Sexualität in der Pflege. Eine Ordensschwester empfiehlt einer jungen Altenpflegerin:

> *„Also das nächste mal nimmst du die Wurzelbürste und fährst ihm mal gescheit über seinen Hoden drüber, dann ist er schon ruhig" (Knobling, 1993, S.214).*

3.4 Der Umgang mit Ekelgefühlen

Wie oben bereits erwähnt, gibt es kein eindeutiges Reiz-Reaktions-Schema bezüglich der Dinge, die Ekel auslösen. In diesem Sinne gibt es auch keine bestimmten Verhaltensweisen, mit Ekel umzugehen. In der Alten- und Krankenpflege haben sich jedoch verschiedene Strategien herausgebildet, die den Pflegenden zumindest zeitweise eine Handlungsfähigkeit ermöglichen. Diese Strategien, herausgearbeitet von Sowinski (1994), Reineke (1995) und Hanft (1996), möchte ich nachstehend zusammenfassen und zur besseren Übersicht in *direkte* und *indirekte* Reaktionen einteilen. Zu den direkten Reaktionen kommt es in der Regel ohne Umwege über das Unbewußte. Sie sind zum größten Teil pragmatischer Natur. Die indirekten Reaktionen dagegen gehen ihren Weg über den Intellekt oder über das Unbewußte des Pflegenden. Ihre Auswirkungen sind häufig subtiler als die der direkten Reaktionen. Mir ist bewußt, daß eine solche Trennung keine Allgemeingültigkeit erlangen kann, da die Reflexionsfähigkeit der Handelnden individuell unterschiedlich ist und es dadurch immer Mischformen und Grenzfälle gibt. Die Einteilung sei vor allem als Gliederungshilfe zu verstehen. Weiterhin dürfen die aufgezeigten Handlungsmuster keinesfalls als Copingstrategien mißverstanden werden, da sie keine Problemlösung beinhalten. Statt ihrer kommt es im allgemeinen zu Entmenschlichung, Vernachlässigung und Verachtung des Hilfebedürftigen. Die meisten der aufgezeigten Handlungsstrategien beinhalten offene oder verdeckte Formen von physischer und psychischer Mißhandlung.

3.4.1 Direkte Reaktionen

Häufig beobachtet man in der Begegnung mit ekelerregenden Situationen dem Phänomen, daß das Personal sich eine kurzfristige räumliche Distanz zum Gegenstand des Ekels verschafft. Das heißt, daß bevor die pflegerisch notwendigen Handlungen durchgeführt werden, die Pflegekraft nochmals das Zimmer verläßt und vorgibt, bestimmte Pflegeutensilien vergessen zu haben. Daneben werden tatsächlich nicht vorhandene Utensilien gern als hilfreiches Alibi benutzt, das Zimmer nochmals kurzzeitig zu verlassen. Dies ermöglicht ein Durchatmen vor der bevorstehenden schwierigen Arbeit, ein kurzes Ordnen der Gedanken und Gefühle. Affekthandlungen wie Beschimpfungen oder Beleidigungen können dadurch vermieden werden. Nachteilig hierbei ist jedoch, daß der betreffende Patient, der sich möglicherweise in einer psychischen oder auch physischen Notlage befindet, nunmehr länger auf Hilfe warten muß.

Nach dem Erleben solcher Grenzsituationen wenden sich die Pflegekräfte gerne ausschließlich hauswirtschaftlichen Tätigkeiten zu. Dies kann zur Schaffung eines positiven Nähe-Distanzverhältnisses beitragen, im Umkehrschluß wiederum eine Vernachlässigung oder Kränkung des Pflegebedürftigen bedeuten.

Um die Arbeitsfähigkeit zu erhalten, wird oftmals ein „Pflegehilfsmittelabusus“ betrieben: Einmalhandschuhe bei sämtlichen Pflegehandlungen vermeiden jeglichen Hautkontakt, Händedesinfektionsmittel nach jeder Berührung und Raumsprays verschaffen dem Pflegenden das Gefühl von Reinheit und Sterilität. Mit dem beliebten Pflegeschaum können Exkremente weiß übersprüht werden. Neben der Häufung von allergischen Reaktionen auf diese Mittel ist zu beobachten, daß mit erhöhter Sterilität der Umgebung Situationen immer häufiger und eher als ekelerregend erlebt werden.

Es gehört zum Wesen der Ekelemotion, sich vom Objekt des Ekels abzuwenden. In diesem Sinne gehört es oftmals zum Bestreben des Personals, Verunreinigungen möglichst schnell „in den Griff zu bekommen". Schnelles Arbeiten und übertriebener Aktionismus stehen jedoch einer Beziehungspflege gegenüber. Das Eingehen auf Schamgefühle und Schmerzen wird erschwert. Im schlimmsten Falle werden diese durch das hohe Arbeitstempo verursacht.

Auch das Verschließen des Mundes gehört zu den natürlichen Abwehrreaktionen in der Begegnung mit Ekelhaftem. Zusammen mit Atmungsveränderungen wie Luftanhalten oder flaches Atmen steht der verschlossene Mund jedoch einer Kommunikation mit dem Gepflegten und so vielleicht auch dem Verarbeiten von dessen Scham- und Peinlichkeitsgefühlen im Wege.

Physische Mißhandlungen und Vernachlässigungen, also die Abwehr des Ekelhaften mit Gewalt und Ignoranz gehören als Handlungsstrategie immer noch nicht der (traurigen) Geschichte an und lassen sich noch heute als unhaltbare „Pflegehandlungen" finden.

Die nachfolgende Tabelle 1 stellt die direkten Reaktionen auf ekelerregende Situationen schematisch dar, wobei deren jeweilige Effekte, sowie die wichtigsten positiven und negativen Aspekte für die Qualität der Pflegebeziehung heraus gearbeitet sind.

Direkte Reaktionen			
Handlungs-strategie	**Effekt**	**Positiver Aspekt**	**Negativer Aspekt**
Kurzzeitiges Verlassen des Zimmers, um „vergessene" Gegenstände zu holen	Räumliche Distanz zum Gegenstand des Ekels	Vermeiden v. Affekthandlungen u. Beleidigungen, Ordnen der Gedanken	Betroffener Patient muß länger auf Hilfe warten
Flucht in hauswirtschaftliche Tätigkeiten	Räumliche Distanz zum Gegenstand des Ekels	Herstellen eines positiven Nähe-Distanzverhältnisses zum Patienten	Gefahr von psychischer und physischer Vernachlässigung des Patienten
Übermäßiger Gebrauch von Pflegehilfsmitteln, z.B. Handschuhe, Desinfektionsmittel, Raumsprays, Pflegeschaum	Vermeidung von Hautkontakt, geringere Geruchsbelästigung, Sichtschutz vor Exkrementen	Erhalt der Arbeitsfähigkeit „Psychohygiene" des Pflegenden	Mit erhöhter Sterilität der Umgebung werden Situationen immer eher und häufiger als ekelhaft erlebt, Begünstigung allergischer Reaktionen, Erhöhte Produktion von Müll und Umweltgiften
Erhöhen des Arbeitstempos, übertriebener Aktionismus	Schnelles Beseitigen der ekelerregenden Situation	Erhalt der Arbeitsfähigkeit	Beziehungspflege sowie Eingehen auf Schmerzen und Schamgefühle kaum möglich
Atmungsveränderungen wie flach atmen oder „Luft anhalten"	Verschließen des Mundes	Erhalt der Arbeitsfähigkeit	Verursachung von Scham- u. Peinlichkeitsgefühlen beim Gepflegten, kaum Kommunikation möglich
Physische Mißhandlung und Vernachlässigung des Gepflegten	Abwehr des Ekelhaften mit Ignoranz und Gewalt	Nicht vorhanden	Aus juristischer und humaner Sicht unhaltbare Pflegehandlung

Tabelle 1

3.4.2 Indirekte Reaktionen

Mit der Hoffnung auf Gewöhnung (siehe Kap. 3.2.2) versuchen gerade BerufsanfängerInnen ihre Handlungsfähigkeit zu erhalten. Wie ebenfalls schon beschrieben, ist durch diese Strategie ein gewisser Anstieg der Toleranzgrenze gegenüber Ekelerregendem möglich, langfristig besteht hierbei jedoch die Gefahr des „Ausbrennens". Ebenso verhindert die dafür notwendige Verdrängung des Ekelgefühls und das Bemühen, sich in Grenzsituationen „nichts anmerken zu lassen", eine konstruktive Bearbeitung des Themas. Den häufig angeführten Aspekt, den Patienten dadurch zu schützen, indem ein Mantel des Schweigens über den Ekel gelegt wird, halte ich für nicht zutreffend und wenig hilfreich, da auch er einen Weg braucht, seine mit der Situation entstandenen Schamgefühle zu verarbeiten.

Die Begegnung mit ekelerregenden Situationen geht oft auch mit ihrer Versachlichung einher. Gemeint sei hier die Vergegenwärtigung von Krankheitsentstehung, Verlaufs- und Behandlungsweise. Um die mit den Grenzsituationen verbundenen eigenen Todes- und Vernichtungsängste von sich abzuwehren, macht man sich als Pflegeperson nur allzu gerne klar, daß diese „grenzwertigen" Erscheinungsbilder eben mit der speziellen Erkrankung zu tun haben und nicht mit dem Leben an sich, an dessen Ende doch bei jedem Menschen der Tod steht. Zwar bleibt hierbei die Handlungsfähigkeit erhalten, der Patient jedoch wird zum Fall erklärt und auf seine Erkrankung reduziert. Beim „Anus praeter von Zimmer 14" dürfte ein ganzheitliches Pflegeverständnis erschwert sein.

Mit zunehmender Akademisierung der Pflegeberufe befindet sich derzeit auch die sprachliche Intellektualisierung von pflegerischen Inhalten im Aufstieg. Das Triviale ist zum Therapieinhalt, das „Abtopfen" zum Glück schon längst zum Kontinenztraining avanciert. Die Pflege findet Sprache und kann dadurch Abstand zu entwürdigenden Verhaltens- und Ausdrucksformen finden. Dies bewirkt auf der einen Seite Prestigeaufwertung und Sinngebung; zur gelungenen Kommunikation zwischen Patient und Pflegekraft müssen jedoch Fachausdrücke auf ein Niveau zurückübersetzt werden, das den Ansprüchen aller Beteiligten Stand hält.

Unter dem Aspekt der christlichen Nächstenliebe wird die pflegerische Arbeit mit all ihren schwierigen Anteilen ideologisch verschleiert und als gesellschaftlich gewinnbringend angesehen. Neben dem Erhalt der Handlungsfähigkeit gibt diese Auffassung des Berufes Sinn, eine konstruktive

Auseinandersetzung mit dem Thema Ekel als Belastungsfaktor wird aber kaum möglich sein.

Besonders in Pausen und Teambesprechungen ist unter dem Personal eine satirische Überhöhung von Situationen und das Lauern auf Anekdoten zu finden. Dieser Umgang mit Grenzsituationen trägt zu ihren Entschärfungen bei. Humor als therapeutisches Mittel bietet eine sinnvolle Reflexionsmöglichkeit des Erlebten, solange er nicht auf Kosten der Patienten und Gepflegten geht.

Ebenso können unpassende Anredeformen und Kosenamen entwürdigen. Entgegen der verbreiteten Auffassung, daß das „Du" zum Gepflegten ein Näheverhältnis bewirkt, wird mit ihm eine psychische Distanz geschaffen, solange die Beziehung keine gleichberechtigte ist. Das „Duzen" eines vielleicht 60 Jahre älteren Gegenübers wird nicht nur als Regulativum in hilflosen Situationen mißbraucht, – denn sollten es nicht eigentlich nur Kinder sein, denen man die Windel wechselt? –, es wird auch als Machtmittel in Abhängigkeitsbeziehungen eingesetzt. Um die Situation handhabbar zu machen und erfolgreich zu verdrängen, daß die Inkontinenz im Alter auch die eigene Person ereilen kann, wird „Anna, dem Schätzchen, der Po frisch gemacht".

Nicht zuletzt, aber doch am Ende dieser Aufzählungen steht das Verleugnen oder Ignorieren von Situationen, in denen Hilfe benötigt wird. Wenn Bettdecken wieder zurückgeschlagen und Türen geschlossen werden, bedeutet dies unterlassene Hilfeleistung und gefährliche Pflege.

Zur besseren Übersicht der oben beschriebenen indirekten Reaktionen zeigt die Tabelle 2 deren Effekte und wichtigste positive und negative Aspekte.

Indirekte Reaktionen			
Handlungs-strategie	**Effekt**	**Positiver Aspekt**	**Negativer Aspekt**
Hoffnung auf Gewöhnung	Ansteigen der Toleranzgrenze gegenüber Ekelerregendem	Erhalt der Handlungsfähigkeit	Langfristig Gefahr von Burnout des Pflegenden
Verdrängung des Ekelgefühls und das Bemühen, sich keine Blöße zu geben	Vermeidung der Auseinandersetzung mit dem Thema, Versuch, den Patienten zu schützen	Erhalt der Handlungs-fähigkeit	Gefahr von Burnout, Entstehung von Schamgefühlen, kein Eingehen auf psychische Bedürfnisse des Gepflegten
Versachlichung der ekelerregenden Situation (Vergegenwärtigung v. Entstehungs-, Verlaufs- u. Behandlungsweise der jeweiligen Krankheit)	Abwehr von Todes- und Vernichtungsängsten seitens des Personals (Krankheit des Pat. als „Ursache" für Ekelhaftes steht der Gesundheit des Pflegenden gegenüber)	Erhalt der Handlungs-fähigkeit	Reduktion des Pflegebedürftigen auf seine Erkrankung oder Behinderung, der Patient wird zum „Fall" erklärt, kein ganzheitliches Pflegeverständnis möglich
Sprachliche Intellektualisierung von pflegerischen Inhalten, z.B. „Kontinenz-training"	Sprachliche Abstraktion transformiert das Triviale zum Therapieinhalt	Abstand von entwürdigenden Verhaltens- und Ausdrucks-formen wie „Abtopfen", Prestigeaufwertung des Pflegeberufes, Sinngebung	Gefahr von Kommunikationsschwierigkeiten zwischen Personal und Patient (die Fachterminologie ist dem Patienten nicht immer verständlich und muß zurückübersetzt werden)
Ideologische Verbrämung der Tätigkeit	Grenzsituationen werden ideologisch verschleiert und ihr Aushalten wird als gesellschaftlich gewinnbringend gesehen	Sinngebung, Erhalt der Handlungsfähigkeit	Gefahr des Burnout, keine konstruktive Auseinandersetzung mit dem Thema

Tabelle 2

Indirekte Reaktionen			
Handlungs-strategie	**Effekt**	**Positiver Aspekt**	**Negativer Aspekt**
Satirische Überhöhung der Situationen und Lauern auf Anekdoten	Entschärfung bedrohlicher Situationen für den Pflegenden	Reflexionsmöglichkeit des Erlebten, Humorvolle Auseinandersetzung mit Grenzsituationen als therapeutisches Mittel	Gefahr der Entwürdigung des Patienten
Infantilisierung der Pflegebedürftigen in Form von unpassenden Anredeformen und Kosenamen	Psych. Distanzierung zum Pflegebedürftigen, Verdrängung eigener Todesängste, „Handhabbarkeit" der Situation	Nicht vorhanden	Entwürdigung des Pflegebedürftigen
Verleugnung und Ignorieren der Situation solange es geht	Räumliche und psychische Distanz zur ekelerregenden Situation	Nicht vorhanden	Unterlassene Hilfeleistung, gefährliche Pflege

Tabelle 2, *Fortsetzung*

4. Ekel und seine Beziehungen zu anderen Emotionen

„Nicht mein Haß, sondern mein Ekel fraß hungrig mir am Leben"
(Friedrich Nietzsche)

Der unklare Definitionszustand, in dem sich die Ekelemotion bewegt, hängt damit zusammen, daß Ekel auch immer Aspekte anderer Gefühle und Kognitionen in sich trägt. Kolnais Ausführungen über den Ekel (1974) kamen ohne immer wiederkehrende Vergleiche zu *Haß*, *Verachtung*, *Mißfallen*, *Zorn* und *Angst* nicht aus.

Basierend auf dem Beziehungsgeflecht von *Ekel*, *Geringschätzung* und *Zorn* prägte der Psychologe und Emotionsforscher Caroll E. Izard (1994) den Begriff der *Feindseligkeitstriade* und bestätigt damit den Zusammenhang zwischen Ekel und Gewalt. Die wissenschaftliche Fundierung seiner Theorieinhalte bezieht Izard vorwiegend von Silvan Tomkins.

4.1 Die Feindseligkeitstriade

Die unter Kapitel 3.4 beschriebenen unterschiedlichen Reaktionen der Pflegekräfte auf ekelerregende Situationen resultieren alle aus dem Wunsch nach Distanzvergrößerung. Die individuelle Lebensgeschichte jedes einzelnen bestimmt die jeweilige „Wahl" der Handlungsstrategie. Die Tragweite dieser Handlungsmuster bezüglich ihrer Menschenverachtung möchte ich jedoch nicht allein darauf, sondern auch auf die Natur des Ekels, sich mit anderen Emotionen bzw. Affekten zu vermischen, zurückführen. Izard (1994) spricht im Zusammenhang mit Ekel von einer Feindseligkeitstriade, bestehend aus Ekel, Zorn und Geringschätzung. Diese Affekte bezeichnet er neben einigen anderen als „selbständige fundamentale Emotionen" (Izard, 1994, S.369) und geht damit der Emotionsdefinition Schmidt-Atzerts (1996) konform. Desweiteren vertritt er die Auffassung, daß in Alltagserlebnissen diese drei Emotionen häufig zusammen auftreten.

Die Feindseligkeit, von der Izard spricht, wird aus den jeweiligen Effekten der Emotionen deutlich. Diese liegen beim Zorn, den Krause (1983) als Wut beschreibt, in der Beseitigung und der Zerstörung des Objektes und beim Ekel in dessen Ablehnung (Krause, 1983). Der Effekt der Geringschätzung liegt im Überlegenheitsgefühl und tendiert nach Izard dazu, „das jeweilige Individuum zu depersonalisieren und zu bewirken, daß die Person als „Untermensch" betrachtet wird" (Izard, 1994, S.380). Bestätigung findet die Feindseligkeitstriade in der Untersuchung Izards 1972. In ihr wurden Probanden aufgefordert, sich definierte Situationen vorzustellen, ihr diesbezügliches emotionales Erleben einzuschätzen und auf einer vorgegebenen Skala einzutragen. Dies geschah mit Hilfe eines Selbstbeobachtungsinstrumentes, der Differential Emotions Scale (DES). Die DES ist bestimmt für die Einschätzung des Erlebens eines Individuums von fundamentalen Emotionen oder Kombinationen (Mustern) von Emotionen. Die Abbildungen 1–3 zeigen die Emotionsmuster von Ekel, Zorn und Geringschätzung, erfaßt mit der Differential Emotions Scale. Wie in den Graphiken zu sehen ist, werden die Muster der jeweiligen vorgestellten Situationen von der Feindseligkeitstriade beherrscht. Das heißt, die Ekelsituation wurde nach Ekel vorwiegend von den Emotionen Zorn und Geringschätzung gefolgt. Die Zornsituation wurde nach Zorn von Ekel und Geringschätzung und die Geringschätzungssituation wurde nach Geringschätzung von Ekel und Zorn begleitet.

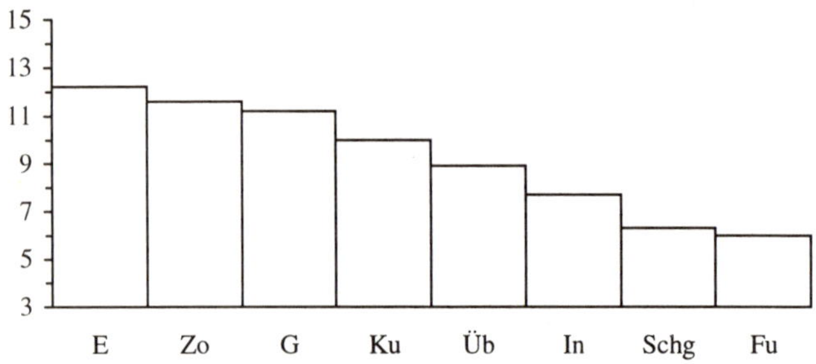

Abb. 1: Muster von Emotionen in der vorgestellten **Ekelsituation** (n=36): Mindestwert 3, Höchstwert 15. Abkürzungen für Emotionen wie folgt: (E) Ekel, (Zo) Zorn, (G) Geringschätzung, (Ku) Kummer, (Üb) Überraschung, (In) Interesse, (Schg) Schuldgefühl, (Fu) Furcht (entnommen: Izard, 1994, S. 376)

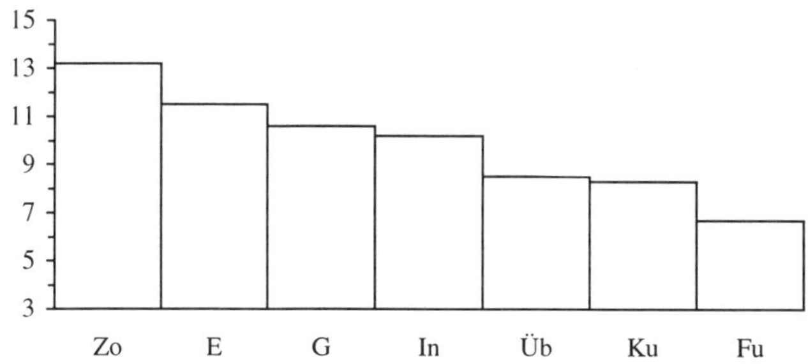

Abb. 2: Muster von Emotionen in der vorgestellten **Zornsituation** (n=36): Mindestwert 3, Höchstwert 15. Abkürzungen für Emotionen wie folgt: (Zo) Zorn, (E) Ekel, (G) Geringschätzung, (In) Interesse, (Üb) Überraschung, (Ku) Kummer, (Fu) Furcht (entnommen: Izard, 1994, S. 373)

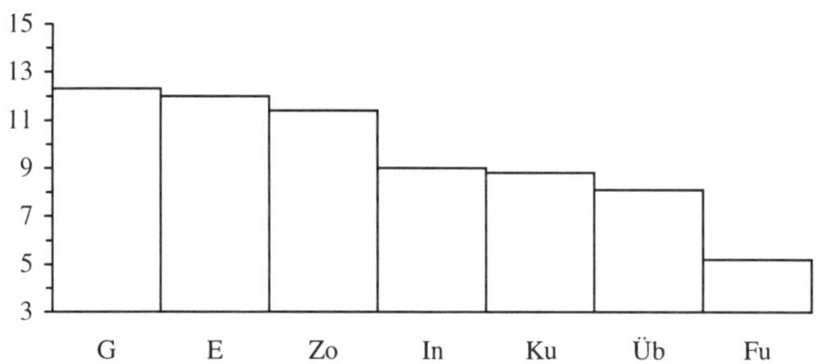

Abb. 3: Muster von Emotionen in der vorgestellten **Geringschätzungssituation** (n=36): Abkürzungen für Emotionen wie folgt: (G) Geringschätzung, (E) Ekel, (Zo) Zorn, (In) Interesse, (Ku) Kummer, (Üb) Überraschung, (Fu) Furcht (entnommen: Izard, 1994, S. 380)

4.1.1 Die Rolle des Zorns

Wie für den Ekel läßt sich auch für Zorn kein einheitlicher Stimulus festlegen. Sowohl kulturelle Einflüsse als auch individuelle psychische Strukturen sind bestimmend, ob und wann eine Emotion ausgelöst wird, die gemeinhin als Zorn bezeichnet wird. Zorn weist jedoch wie der Ekel relativ einheitliche Merkmale in der Physiognomie des Menschen auf. Eine rote Gesichtsfarbe, geblähte Nasenflügel, zurückgezogene Lippen und zusammengebissene Zähne bestimmen die Mimik (Izard, 1994). Die evolutionäre Bedeutung des Zorns liegt ebenso wie die des Ekels in der Verteidigung vor lebensbedrohenden Situationen, wobei die treibende Kraft beim Zorn in der aktiven Verteidigung und beim Ekel in der passiven Vermeidung liegt. Die eigene Energie, die Quelle des Zorns anzugreifen, wächst mit seiner Intensität. Das heißt, je größer der Zorn ist, desto höher ist das Aggressionspotential (ibd.).

Im folgenden möchte ich Zorn als Analogon zu Wut verstehen. Krause (1997) ordnet die Wut in die Reihe der Affekte und versteht darunter „den Prozeß, der die Motorik, Physiologie, das Denken und das kommunikative Handeln geordnet ansteuert“ (Krause, 1997, S.61). Eine der verschiedenen Affektkomponenten ist die expressive Komponente innerhalb des mimischen und des Vokalisierungssystems, das dem Sozialpartner signalisiert, welches Verhalten gewünscht ist. Hierbei unterscheidet er zwischen negativen und positiven Affekten. Negative Affekte sind nach Krause Wünsche nach Veränderung der Objektbeziehung und positive Affekte Wünsche nach Fortbestand der gerade bestehenden (ibd.).

Zorn entsteht sehr häufig, wenn man an dem, was man intensiv zu tun wünscht, psychisch oder physisch gehindert wird (Izard, 1994). Dies bedeutet, daß sowohl moralische Werte und bestehende Rechtsverhältnisse, denen man sich unterwerfen muß, als auch real begreifbare Barrieren, die die Zielerreichung verhindern, Auslöser von Zorn sein können.

Ausgehend von einer ekelauslösenden Situation möchte ich nun beispielhaft den Zusammenhang zwischen Ekel und Zorn innerhalb von Pflegebeziehungen deutlich machen:

Ein Pflegebedürftiger wollte sich nach Benutzung des Steckbeckens dieses selbst entfernen und verschüttete dabei versehentlich seinen Inhalt im Bett. Das gesamte Bettzeug ist nun mit Kot und Urin beschmutzt und bedarf der Reinigung. Die Pflegekraft kommt hinzu und reagiert spontan mit Ekelgefühlen. Sie wird nicht nur von einem Brechreiz befallen, sie hat auch den starken Wunsch nach Distanzvergrößerung, denn der Effekt des Ekels ist Ablehnung. Die Pflegekraft befindet sich nun aber in einem Umfeld, in dem es ihr nicht möglich ist, die Distanz zu vergrößern. Sie muß dem Bedürftigen helfen und sich der ekelauslösenden Situation stellen. Ihrem Wunsch nach Veränderung der Objektbeziehung, nämlich nach Distanz, kann sie aus ethischen, praktischen und rechtlichen Gründen nicht nachgehen und muß das Gegenteil tun: die Distanz verringern und das Bettzeug säubern. Sie wird also von dem, was sie intensiv zu tun wünscht abgehalten, was Zorn (Wut) bei ihr auslöst, denn die Ursache von Zorn ist das Abgehalten werden von einem persönlichen Ziel. Nun steht sie dem Objekt des Ekels mit einem Emotionsgemisch aus Ekelgefühlen und Zorn gegenüber. Der Effekt von Zorn ist Beseitigung und Zerstörung des Objektes.

Viele Faktoren, wie Zeitdruck, persönliche Tagesform, Sympathie für den Pflegebedürftigen, vor allem aber Reflexionsbereitschaft und -vermögen der Pflegekraft bestimmen den weiteren Verlauf der Situation. Hierbei ist entscheidend, ob sich ihre Ablehnung und ihr Wunsch nach Zerstörung des Objektes auf den Gegenstand des Ekels (Kot und Urin im Bett) oder auf seinen Verursacher (Pflegebedürftigen) bezieht.

4.1.2 Wahlverwandtschaften

Krause (1997) bezeichnet Wut und Ekel neben Furcht als negative Affekte, da ihnen der Wunsch nach einer Veränderung der Objektbeziehung zugrunde liegt. Diese Veränderung liegt in der Distanzvergrößerung.

Die enge Verwandtschaft zwischen Zorn und Ekel belegt auch Izard (1994) in einer Befragung von Collegestudenten. 130 Probanden wurden hierin zu den empfindungs-, gedanken- und handlungsspezifischen Bedingungen und Folgen verschiedener Emotionen befragt. Danach reagieren in der *Zorn*situation 24,5% der Probanden, in der *Ekel*situation 12,8% mit *verbalem Angriff* oder mit *körperlicher Aktion* gegen das Objekt des Zorns bzw. des Ekels.

In der *Zorn*situation hatten 12,1% der Befragten Gedanken von *Haß*, *Abneigung* und *Mißbilligung* gegenüber anderen, in der Ekelsituation gaben dies 10,5% an. 3,0% gaben an, wütend zu werden.

Bezeichnend ist, daß fast die Hälfte (39,8%) der Befragten aus der ekelerregenden Situation *flieht*. Es ist naheliegend, daß sich das Aggressionspotential deutlich erhöhen würde, bestünde die Antwortoption *Rückzug aus der Situation* nicht.

Nach Izard kann mit Zorn kombinierter Ekel sehr gefährlich werden, „da Zorn Angriff motivieren kann und Ekel Loswerden“ (Izard, 1994, S.377). Die Untersuchungsergebnisse lassen vermuten, daß im Alltagsleben auch oft der Angriff benutzt wird, um das Objekt des Ekels loszuwerden. Die dargestellten Zusammenhänge der verschiedenen Emotionen bewirken sicherlich nicht zwangsläufig Gewalt. Ekel und auch Zorn können sich auch gegen das eigene Selbst richten. Forschungsergebnisse haben gezeigt, daß nach innen gerichteter Zorn und Ekel gewöhnlich charakteristisch für Depressionen ist (Izard, 1994). Auch der mit Zorn und Ekel oft einhergehende Kummer (siehe Abb. 1-3) trägt dazu bei, daß in entsprechenden Situationen häufig von aktiver Feindseligkeit abgesehen werden kann, da Kummer eine Basis für Einfühlungsvermögen in das Opfer schaffen kann. Hier ist eine wichtige Begründung für das Burnoutsyndrom unter Pflegekräften zu sehen. Andererseits behauptet Tomkins, daß starker, ungemilderter Kummer ein angeborener Auslöser für Zorn sei (Izard, 1994).

4.1.3 Die Rolle der Geringschätzung / Verachtung

Aus der evolutionären Perspektive ist es schwierig, der Geringschätzung einen plausiblen Stellenwert zukommen zu lassen. Nach Izard ist sie als „ein Vehikel zur Vorbereitung des Individuums oder der Gruppe entstanden, einem gefährlichen Widersacher entgegenzutreten“ (Izard, 1994, S.379). Die Bedeutung der Geringschätzung liegt demnach in der Entwicklung von Selbst- und Gruppenverteidigung gegen die Naturkräfte oder gegen Raubtiere und Rivalen.

Auch in heutigen Alltagssituationen hat man (meist im Berufsleben) Rivalen, gegen die man sich behaupten muß. Der einfachste Weg, sich als den stärkeren und besseren zu betrachten, ist der der Geringschätzung und Verachtung des Gegners. Geringschätzung geht immer mit einem Überlegenheitsgefühl einher und ist „wie Zorn und Ekel zu einem gewissen Grad eine Empfindung der Feindseligkeit“ (ibd.). Überlegenheitsgefühle und Geringschätzung richten sich aber nicht nur gegen reale Rivalen, sondern auch gegen Ideen, Sachen oder gegen ganze Personengruppen, die mit der eigenen Ideologie nicht konform gehen. Izard bezeichnet die Geringschätzung im Gegensatz zum Zorn, der zu einer direkten Handlung zwingt, als „kalte“ Emotion, die die Gefahr der Entpersönlichung des geringgeschätzten Individuums birgt. Nach ihm ist sie die Ursache jeder Vorurteilsbildung gegen andere und begünstigt durch ihre Kälte eine durch Falschheit und Betrug gekennzeichnete Aggression. Daher kann sie die Motivation zum kaltblütigen Töten eines Gegners oder zu Massenvernichtungen liefern (Izard, 1994).

Die typische Mimik für das Empfinden von Geringschätzung erweckt den Eindruck, als wollte der Verachtende eine Distanz zu dem Verachteten aufbauen: Die Augenbrauen sind hochgezogen, das Gesicht ist langgestreckt, wobei sich die Augen etwas schließen. Der Kopf ist erhoben als würde die Person auf etwas oder jemanden hinabschauen (ibd.). Im Gegensatz zu Ekel und Zorn ist die mimische Konfiguration Verachtung allerdings umstritten, da sie nicht in allen Kulturen in der beschriebenen Form auftritt (Krause, 1997).

Wie eng Geringschätzung zu den Emotionen Zorn und Ekel steht und wie häufig es zu Emotionskombinationen kommt, sollen wieder einige Auszüge aus den Prozentangaben der Izarduntersuchung (1994) zeigen:

Zusammengenommen gaben 4,8% der Befragten an, daß *Bedingungen* für Geringschätzung *Ekel* und *Zorn* seien.

Für 8,9% sei Geringschätzung eine Folge davon, sich von den Handlungen anderer gestört zu fühlen (vgl. die Ursachen von Zorn).

Die *Folgen* von Geringschätzung seien in 5,3% *Zorn*, in 3,0% *Ekel.*

37,9% der Befragten haben in einer Geringschätzungssituation Gedanken daran, sich überlegen zu fühlen.

19,7% hatten Gedanken von Haß, Abneigung und Mißbilligung.

Die Frage nach den daraus entstehenden *Handlungen* beantworteten die Probanden wie folgt:

38,6% äußern ihre Geringschätzung *verbal* oder *körperlich*, während 20,5% die Situation oder das Objekt der Geringschätzung *ignoriert.*

4.2 Auswirkungen der Feindseligkeitstriade

4.2.1 Bewertung der pflegerischen Handlungsmuster

Izard (1994) bemüht sich um Begriffsbestimmungen zur Unterscheidung zwischen Feindseligkeit und Aggression. Nach ihm besteht Feindseligkeit aus affektivem Erleben (Emotionen, Empfindungen) und affektiv-kognitiven Orientierungen, während Aggression aus Handlungen besteht, die den Zweck haben, Schaden anzurichten (Izard, 1994). Damit nimmt er dem Aggressionsbegriff seine positive, konstruktive Bedeutung im Sinne einer Energie oder Aktivität. Ich halte diese Reduktion des Begriffs im vorliegenden Kontext jedoch für passend, da es darum gehen soll, die Gefahr der sogenannten Feindseligkeitstriade aufzuzeigen.

In nachstehenden Ausführungen verstehe ich Aggression immer als ein Verhalten oder als eine Handlung, nicht nur als Gefühl. Weiterhin umfaßt sie eine beabsichtigte (nicht fahrlässige) Handlung, die einen Menschen schädigt. Jede Schädigung, sei sie psychisch oder physisch, soll als Gewalt verstanden werden. Jene Begriffsbestimmung geht auch mit der Ruthemanns (1993) konform, die Gewalt von der Wirkung her definiert und Aggression von der Absicht.

Die vorangegangenen Beschreibungen machen deutlich, daß sowohl Feindseligkeit wie auch Aggression durch eine oder mehrere der Emotionen im Feindseligkeitsmuster ausgelöst werden und Aggression das Folgeverhalten von Feindseligkeit sein kann.

An einigen Beispielen möchte ich die Emotionen aufzeigen, die hinter den in Kapitel 3.4 beschriebenen pflegerischen Umgangsformen mit ekelerregenden Situationen stehen. Damit wird verdeutlicht, daß es nicht der Ekel allein ist, der die Handlungsweisen der Pflegepersonen bestimmt, sondern daß er mit seinen verwandten Emotionen Zorn und Geringschätzung eine Wechselbeziehung eingeht.

Wie schon beschrieben, kann Depersonalisierung ein Effekt von Geringschätzung sein. Bei der *Versachlichung* der Patienten, deren Eigenschaften ekelerregende Situationen auslösen können, ist dieser Effekt unumstritten vorhanden. Die Patienten werden nicht mehr als Personen gesehen, sondern als Krankheiten. Hier wird die Untrennbarkeit von Ekel und Geringschätzung deutlich. Die eine Emotion bedingt die andere. Intrapsychisch stehen sie so nah nebeneinander, daß sie miteinander verschmelzen.

Ebenso ist die Umgangsform der *Infantilisierung* auf das Vorhandensein von Geringschätzung zurückzuführen, wobei dies eine sehr deutliche Form von Verachtung ist. Die erwachsene Person wird nicht mehr als solche akzeptiert und als Kleinkind behandelt.

Im Kapitel „Die Rolle des Zorns“ wurde beschrieben, daß Zorn Angriff motivieren kann. Pflegegewalt in Form von *psychischer* und *physischer*

Mißhandlung muß zweifelsohne als Angriff gegen den Pflegebedürftigen gesehen werden. Doch auch hier ist der Zorn nicht als Ausgangsemotion zu verstehen, sondern vielmehr als Symptom von Ekel.

4.2.2 Tatsachen und Gerichtsprotokolle

In der Literatur lassen sich derzeit viele Belege für die Existenz von Gewalt gegen Pflegebedürftige finden. Nachstehend möchte ich mich auf solche beschränken, die den Zusammenhang zwischen Ekel und Gewalt deutlich machen. Sie wurden vorwiegend Gerichtsakten aus Prozessen gegen Pflegekräfte entnommen:

> *„So hat sie vielfach aus geringfügigem Anlaß Patienten laut angeschrien und übel beschimpft, z.B. mit den Ausdrücken ‚kleines Stück Scheiße', ‚Miststück', ‚Mistvieh', ... " (Dießenbacher, 1988, S.372).*

> *„... indem sie in unzähligen Einzelfällen die wegen Krankheit und Gebrechlichkeit hilflosen Heimbewohnerinnen wegen nichtiger Anlässe mit den Fäusten in die Gesichter und auf die Körper schlug, beim Schlagen oft auch Stöcke, Teppichklopfer und Tennisschläger benutzte,... ." (ibd.).*

> *„Anderen Heiminsassen gegenüber benutzte er Ausdrücke wie ‚Arschloch' und ‚Drecksau' und sagte: ‚Hoffentlich bist du bald kaputt.'. ... Als bei einem Sterbefall der Zeuge O. Totenhemden suchte, aber keine vorhanden waren, erklärte der Angeklagte: ‚Die können wir auch nackend hineinschmeißen'" (ibd., S.373f).*

Ich möchte die Tatsache, daß es zu solchen menschenrechtsverachtenden Handlungen kommen kann, nicht allein auf das Vorhandensein von Ekelgefühlen zurückführen. Sicherlich spielen viele andere Belastungsfaktoren wie Leistungsdruck, emotionale Erschöpfung, permanenter Zeitdruck und Überforderung sowie auch kindheitsgeschichtliche Aspekte (Dießenbacher, 1993) eine wichtige Rolle für das Zustandekommen von Aggression und Gewalt gegen Pflegebedürftige. In den hier aufgezeigten Dokumenten sind die Parallelen zum Ekel jedoch deutlich erkennbar:

Die Angeklagten bedienen sich einer ausgeprägten Fäkalsprache, mit der sie ihre Patienten und BewohnerInnen beschimpfen. Als „Stück Scheiße“ und „Mistvieh“ reduzieren sie ihre Opfer auf deren Exkremente, derer sie offensichtlich überdrüssig geworden sind und mit denen sie Ekel verbinden. Der Mensch wird nicht mehr als solcher gesehen, sondern als ein Produzent von Ekelerregendem. Die größte Gefahr des Ekels liegt in der Reduktion des Menschen auf den Gegenstandsbereich des Ekels.

In einem weiteren Beispiel, den Gewalttätigkeiten des Angeklagten Schreiber, sieht auch Dießenbacher (1993) direkte Verbindungslinien zum Ekel:

Schreiber hatte BewohnerInnen eines Altenheimes jahrelang psychisch und physisch mißhandelt. Er verbrühte Sterbenden den Mund mit heißer Hühnerbrühe, verabreichte Bewohnern Speisen solange gegen ihren Willen, bis sie sich verschluckten, schnitt Zehennägel so kurz, daß das Nagelbett blutete, schnitt Warzen und Hühneraugen rücksichtslos heraus und vieles mehr. Er mißhandelte vor allem wegen „Unsauberkeit“. Als unsauber empfand er alle Körperstellen, die mit „Dreck“ behaftet waren. Dreck waren in seinen Augen lose Hautpartien, nekrotisches oder wildwachsendes Gewebe, jede Art von Wucherungen der Haut oder Hornhaut, letztlich alle den „Pflegekörper“ deformierenden Veränderungen, alle Ausscheidungen und Gerüche. Pflegen hieß für ihn das Beseitigen von Dreck (Dießenbacher, 1993). Dießenbacher interpretierte:

> *„Schreiber nutzt das Machtgefälle in Pflegebeziehungen zu Mißhandlungen und fahrlässiger Tötung aus. Treibender Motor ist das starke, sich zwanghaft einstellende Sauberkeitsverlangen; es wird als Ekel vor Krankheit und ‚Dreck‘ an ihm beobachtet“ (ibd., S.88).*

Ich gehe davon aus, daß der Ursprung eines solchen Verhaltens nicht Ekel, sondern Angst ist. Sie muß als Triebfeder der Emotionen des Feindseligkeitstrias und damit der Gewalt gesehen werden.

4.3 Angst als Ausgangsemotion

4.3.1 Ekel als Produkt der Angst

In der folgenden Ausführung möchte ich keine klare Unterscheidung zwischen Angst und Furcht treffen. Ich spreche von Angst sowohl im Sinne des Gefahrenschutzinstinktes (Signalangst), einhergehend mit Beengung, Erregung und Verzweiflung, als auch im Sinne einer objektbezogenen Furcht. Als gemeinsames Hauptmerkmal soll hier der Fluchtinstinkt gelten. An dieser Stelle soll es darum gehen, die enge Verbundenheit zwischen Angst und Ekel herauszuarbeiten. Häufig ist es schwierig zu unterscheiden, ob man beispielsweise an Angst oder an Ekel vor Ratten leidet,

> *„da jeder Ekel, ohne Angst enthalten zu müssen, irgendwie auf Angst hinweist und, wiewohl irrig, doch nicht grundlos, mitunter als eine Abart von Angst aufgefaßt wird" (Kolnai, 1974, S.121).*

Liessmann (1997) bezieht sich ebenfalls auf Kolnai, bezeichnet aber den Ekel als Gegenbegriff zur Angst, da im Ekel keine Bedrohung und kein Fluchtreflex spürbar sei, sondern „nur eine unerträgliche Belästigung, und nicht sich selbst möchte man entfernen, sondern das Ekelerregende soll verschwinden" (Liessmann, 1997, S.107). Diese These scheint mir jedoch durch die Studie Sowinskis (1991) widerlegt. In den Interviews, die die Autorin zum Thema „Stellenwert der Ekelgefühle im Erleben des Pflegepersonals" durchgeführt hatte, gaben die Pflegekräfte unter anderem an, die ekelhafte Situation dadurch zu „meistern", indem sie den Raum verließen oder, laut Hanft (1996), in hauswirtschaftliche Tätigkeiten flüchteten. Folglich ist auch beim Ekel ein Fluchtreflex zu verzeichnen. Ebenso spielen Todes- und Vernichtungsängste in Verbindung mit ekelhaften Situationen eine entscheidende Rolle im Erleben des Pflegepersonals. So konnte Sowinski durch die Umschreibungen, die die Pflegepersonen zu den seelischen Belastungen ihres Berufes gegeben haben, Parallelen zum Thema Ekel ziehen. Folgende Wörter und Umschreibungen wurden immer wieder genannt (Sowinski, 1991, S.185f):

> *„ertrinken in der Scheiße"*
> *„aufgefressen, verschlungen, ausgesaugt werden"*
> *„erdrückt, runtergezogen, überfallen werden"*
> *„nicht mehr können, Herzrasen, totale Ängste"*

Die Aussage der Pflegekräfte, „in der Scheiße zu ertrinken" zeigt deutlich, welche Vernichtungsängste ekelerregende Situationen auslösen können. Die Interviews lassen also sehr wohl auf die Verbindung zwischen Angst und Ekel schließen und machen eine strikte Trennung oder gar emotionale Hierarchie zwischen beiden Affekten unmöglich.

Angst und Ekel sind gleichsam Antworten auf störende, gefährliche und bedrohliche Einwirkungen. Wie beim Ekelhaften setzt der Fluchtreflex bei der Angst voraus, daß das Gefürchtete in die Nähe kommt oder kommen könnte. Zu dem Angsteinflößenden und zu dem Widerwärtigen als dem Ekelhaften schafft man durch sein Fluchtverhalten eine Distanz. Weiterhin haben beide Emotionen eine sehr enge Leibgebundenheit, d.h. die körperlichen Begleiterscheinungen von Angst und Ekel sind sehr stark ausgeprägt.

Sowohl Ekel als auch Angst signalisieren eine Gefahr für die eigene Integrität. Insofern ist es naheliegend, daß wir vor allem Ekelhaften auch Angst haben.

Aus dem Kapitel „Gegenstandsbereich des Ekels“ wurde deutlich, daß es immer der Übergang vom Lebenden zum Toten ist, der als ekelerregend angesehen wird. Der Übergang ist das Ekelhafte, doch erst das Tote wird – zumindest in unserer Kultur – als beängstigend empfunden. Der Ekel kann also auch als abgeschwächtes Zeichen der Todesangst bezeichnet werden. Anders formuliert: Ekel ist ein Symptom der Angst vor Identitätszerstörung, denn „der vollen Intention nach ist es Tod und nicht Leben, was sich uns im Phänomen des Ekelhaften ankündigt“ (Kolnai, 1974, S.159).

Neben Klinikern und klinischen Forschern geht auch die differentielle Emotionspsychologie von der Hypothese aus, daß Angst aus Furcht und aus Interaktionen von Furcht mit anderen elementaren Emotionen besteht (Izard, 1994). Vorwiegend werden hier Kummer, Zorn, Scham, Schuldgefühl und Interesse genannt. Weiterführend soll aber nur noch die Beziehung von Angst zu den Emotionen Zorn und Geringschätzung betrachtet werden.

4.3.2 Zorn und Geringschätzung als Produkte der Angst

Um den Auslöser der Emotionen aus der Feindseligkeitstriade aufzuzeigen, soll noch einmal auf die evolutionäre Rolle von Zorn und Geringschätzung eingegangen werden:

Man kann sagen, daß der Wert des Zorns darin lag, das Individuum mit hoher Energie zu versorgen, so daß es sich mutig und mit großer Kraft verteidigen konnte (Izard, 1994). Verteidigung ist allerdings nur notwendig, wenn man sich bedroht fühlt, d.h. wenn man seine eigene Identität schützen muß. Man kann also auch beim Zorn davon ausgehen, daß sein Ursprung in der Angst oder der Furcht vor Integritätsverletzung verankert ist.

Ebenso ist die Rolle der Geringschätzung zu sehen. Um einem gefährlichen Widersacher entgegenzutreten, ist es nötig, ein Stärke- und Überlegenheitsgefühl aufzubauen. Dies geschieht, indem das Gefahrbringende kleingehalten, verachtet wird. Eifersucht, Gier und Rivalität sind dazu prädestiniert, Geringschätzung auszulösen. Diese drei Phänomene treten in Erscheinung, wenn man um etwas bangt, daß man nicht aufgeben möchte. Wieder steht die Angst um etwas Geliebtes oder Begehrtes im Mittelpunkt. Demzufolge ist es auch bei der Geringschätzung Angst, die als ihr Auslöser betrachtet werden muß.

In der Grafik (Abb. 4) möchte ich die Wechselwirkung von Angst (Furcht), Ekel, Zorn und Geringschätzung schematisch darstellen, um zu zeigen, daß Angst jeweils die Antriebsfeder der entsprechenden Emotionen aus der Feindseligkeitstriade ist. Weiterhin soll die Grafik verdeutlichen, wie sehr alle vier Emotionszustände miteinander verschmelzen und sich gegenseitig bedingen oder verstärken.

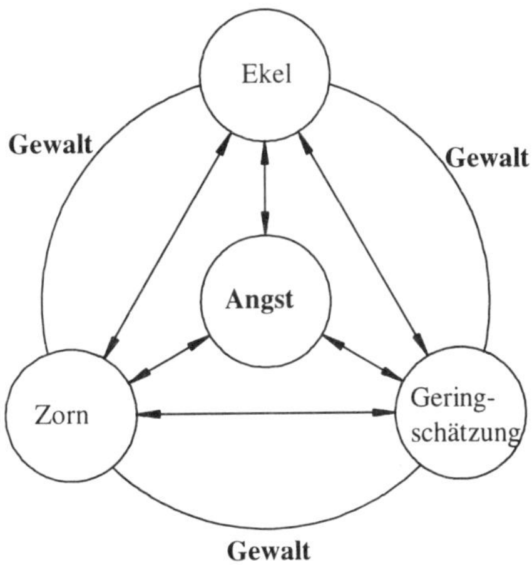

Abbildung 4

Je nachdem, in welche Situation das Individuum gerät, bewertet es sie entsprechend ihrer Angst (Furcht). Diese Reizbewertung löst entweder Ekel, Geringschätzung oder Zorn aus. Mit den Handlungsmöglichkeiten (Ablehnen/ Zerstören/Verachten) kann Gewalt entstehen, die dazu benutzt wird, der angstmachenden Situation zu entkommen.

Auch die Emotionsprofile in den Abbildungen 1–3 weisen alle eine entsprechend hohe Punktzahl der Furcht (Fu), im meinem Sinne der Angst, auf und bestärken damit meine These, daß Angst als Ausgangsemotion aller an der Feindseligkeitstriade beteiligten (und auch anderer) Emotionen gesehen werden muß. Ich möchte betonen, daß die in der Grafik dargestellte Gewaltkomponente hinzutreten kann, aber nicht zwangsläufig hinzutreten muß. Die Grafik sei im Kontext dieser Arbeit zu verstehen, in der es darum geht, die Gefahr des Ekels bzw. der Angst herauszuarbeiten.

4.3.3 Ekelangst

Die enge Verwobenheit von Angst und Ekel tritt in Greß's *Psychopathologischen Ausweitungen des Ekelgefühls* (1979) deutlich hervor. Hierin beschreibt sie, wie die Abneigung des 19-jährigen R. gegen Homosexualität zum Mordmotiv wurde.

> *„Er tötete einen 41-jährigen Krankenpfleger durch mehrere Schläge mit einem Maßkrug auf den Kopf, weil er sich von dessen homosexuellen Handlungen und Annäherungen angewidert gefühlt hat“ (Greß, 1979, S.12).*

Nachfolgend soll das Fallbeispiel des R. verkürzt wiedergegeben werden:

R. verbrachte viele Stunden seiner Freizeit auf den Straßen einer Großstadt, wurde in einer solchen Situation auf dem Bahnhof von einem Mann angesprochen und in dessen Wohnung eingeladen.

R. erkannte die homosexuellen Absichten des Gastgebers erst, als dieser unbekleidet aus dem Bad zurück kam und ihn zum sexuellen Akt aufforderte. „In Abscheu und Wut wegen dieser Zudringlichkeit und Forderung schlug er mehrmals hemmungslos auf den 41-jährigen ein“(ibd.). In der Persönlichkeit des R. zeigt sich zwar eine sehr hohe emotionale Labilität und ein mangelndes Durchhaltevermögen, wodurch die Tat jedoch nicht vollständig erklärt werden kann. Dort, wo sexuelle Bestrebungen mit den moralisch-ethischen Vorstellungen der Person unvereinbar sind, entsteht nach Greß instinktiv Ekelangst.

Diese Ekelangst, die sowohl als Angst vor dem Ekelhaften als auch als Angst, sich zu ekeln, verstanden werden kann, motiviert in erster Linie Flucht. Eine Flucht ermöglicht es, sich dem Abscheulichen zu entziehen, und einer Berührung mit ihm aus dem Wege zu gehen.

„Bei R. hingegen erfolgte die Abwehr durch das Vernichten-Wollen – vielleicht als übermäßige Vergeltung“ (ibd., S.14). Nach Greß hat ein kultivierter Mensch mit differenziertem Charakter mehr Möglichkeiten auszuweichen. Ein wie R. überreizt reagierender jüngerer Mensch mit rückständiger geistiger und sittlicher Reife sei dem Ekelerlebnis stärker ausgeliefert und gehe deshalb bis zur Vernichtung. Dieser Aussage möchte ich gegenüberstellen, daß das Fallbeispiel den Mord an den Krankenpfleger als eine Affekthandlung nahelegt. Jeder Mensch, unabhängig von Reife, Alter oder Bildungsniveau unterliegt diesen Affekten und handelt zum Teil in ihrem Sinne. Die Ausprägung und Intensität der Affekte läßt sich nicht vollständig durch Kognition und Intelligenz steuern.

Ein zweites Fallbeispiel aus Greß's *Psychopathologischen Ausweitungen des Ekelgefühls* (1979), die Krankheitsgeschichte von Herrn L., bestätigt den Konflikt zwischen Emotion und Logik:

Herr L. entdeckte im Kellerraum seines Hauses Ratten, die er mit Gift tötete. Die Ratten verendeten in Mauerlücken und im Hause breitete sich ein Verwesungsgeruch aus, dem Herr L. mit dem Beauftragen eines staatlichen Desinfektors beikommen wollte. Dieser reinigte und desinfizierte gründlich das ganze Haus. Herr L. meinte noch viel später, diesen Verwesungsgeruch wahrzunehmen. Ein entsetzlicher Ekel vor Ratten weitete sich zu einer ausgeprägten Ekelangst aus. Er vertrat die Annahme, daß sich über die Installation des Hauses nicht nur der Geruch, sondern die Substanz der verendeten Ratten ausbreitete. Er entwickelte Zwangshandlungen, wie die sorgfältige Reinigung der Schuhe nach jedem Betreten des Kellerraumes und das Waschen der Hände, an denen nach seiner Auffassung die Verwesungspartikel der Ratten hafteten. L. wollte aus seinem erst vor kurzem errichteten Haus ausziehen, da er mit ihm zwangsläufig die Vorstellung von Fäulnis und Verwesung knüpfte, was in ihm ein starkes Ekelempfinden hervorrief.

Später erblickte er auf seinem Weinberg Ratten, worauf ihn ein solcher Ekel erfaßte, daß er diesen Weinberg nicht mehr betreten konnte und ihn verkaufte. Anschließend breitete sich der Ekel von L. auf ein neues Objekt aus, nämlich seinen Garten. Er glaubte, daß der Schlamm, den er zur Düngung seines Gartens benutzt hatte, ebenfalls Partikel der toten Ratten enthalten hatte und nun die gesamte Gartenerde verseucht war. Fortan nutze L. seinen Garten nicht mehr. Zwei Tage später stellte er entsetzt fest, daß die Erde, die er auf dem Boden seines kurz zuvor gekauften PKW erblickte, ebenfalls verseucht sein müsse, da er auf einer Beerdigung gewesen sei und die Erde in seinem PKW vom Friedhof stammen müsse, obwohl L. gar nicht mit dem Auto zum Friedhof gefahren war. Die Erde in seinem PKW, die aus praktischen Gründen nicht die vom Friedhof gewesen sein kann, wurde in der Vorstellung von L. zur Friedhofserde. Er assoziierte die Friedhofserde mit Verwesung und ekelte sich derart vor dem Auto, daß er es verkaufen wollte.

Dieses zweite Fallbeispiel macht deutlich, wie sich ein ausgeprägtes Ekelerleben entgegen aller Logik auf nahezu jedes beliebige Objekt ausbreiten kann und welche existentiellen Folgen ein zur Ekelangst gediehener Abscheu haben kann.

> *„Selbst wenn die Patienten die Unsinnigkeit ihrer Gedanken erkennen, hilft es ihnen nicht, um vom Ekel loszukommen; denn die Eigenschaft des Verweslichen wird nicht verstandesgemäß erfaßt, sondern sie wird erlebt" (Greß, 1979, S.35).*

Nach Greß verbirgt sich hinter der Ekelangst die zentrale Auseinandersetzung mit Leben und Tod, wobei der eigentliche Konflikt in periphere Befürchtungen verschoben wird.

5. Die tragische Dialektik des Ekels

„Es wurden nun aber nicht nur Geisteskranke ermordet, sondern auch zahlreiche sonst gesunde alte Personen, und zwar wurden diese z. B. in Württemberg waggonweise aus der Landesarmenanstalt Markgröningen zur Vergasung abgeführt."
(Stellungnahme der Bezirksärztekammer Nord-Württemberg vom 19.4.1947, in: Klee, 1983)

5.1 Ekel als Manipulationsobjekt

5.1.1 Fremdenangst und Fremdenekel

Um einem vielleicht naheliegendem Mißverständnis vorzubeugen, sei vorab gesagt: Es geht an dieser Stelle nicht darum, das Entstehen von Rassismus und Fremdenfeindlichkeit in seiner Gesamtheit zu diskutieren. Im Zentrum der Aufmerksamkeit stehen in den folgenden Ausführungen zwei dem Kontext entsprechende Phänomene: die Angst und der Ekel vor dem Fremden. Es handelt sich hierbei um ein psychologisches Deutungs- und Interpretationsmuster. Die sozialstrukturellen gesellschaftlichen und ökonomischen Aspekte als konstituierende Bedingungen für Rassismus sollen damit keineswegs in ihrer Bedeutung abgewertet werden.

Nach Erdheim (1993) ist es die Angst vor dem Fremden, die zum Haß gegen das Fremde wird. Aus ethnopsychoanalytischer Sicht postuliert er:

> *„In seiner primitivsten Form ist das Fremde die Nicht-Mutter, und die bedrohliche Abwesenheit der Mutter läßt Angst aufkommen. ... Diese Angst ist auch eine Wurzel für spätere Gewalttätigkeiten: das, wovor man Angst hat, wird leicht zum Bösen, vor dem man, solange man schwach ist, flieht, daß man aber später, sobald man sich stark fühlt, bekämpfen muß" (Erdheim, 1993, S.166).*

Fremdenangst läßt sich dazu benutzen, Gefühle des Ekels auf das Fremde zu projizieren. In diesem Ekel liegt oftmals die individuelle Legitimation zur Gewalt, denn das Ekelhafte möchte man loswerden. Die Geschichte zeigt, daß die Machthaber verschiedener Regime es schon immer verstanden, für ihre politischen Zwecke diese Brücke zu schlagen. Insbesondere religiöse Riten und Gebräuche können instrumentalisiert werden, um Haß und Ekel vor dem Gegner zu schüren. Krieg, Verfolgung und Mord sind die Folgen. Das jüdische Brauchtum der Schächtung zum Beispiel wurde von den Nationalsozialisten des Zweiten Weltkrieges propagandistisch genutzt, einen (moralischen) Ekel gegen die Juden zu entwickeln. Das Schächten ist die jüdische Art der Hausschlachtung, wobei die Luft- und Speiseröhre des Tieres mit einem Schnitt durchtrennt werden. Es führt zum schmerzlosen und fast vollständigen Ausbluten der Tiere (Hornshöj-Möller, 1995). Das Befremdliche dieser Hausschlachtungen wurde von den Propagandisten als Grausamkeit bezeichnet und von der Bevölkerung nach eingehender Manipulation als solche betrachtet. Von der „grausamen Tierquälerei" der Juden, die die eigenen Ekelschranken verletzte, mußte man sich angewidert abwenden. Zu dem Ekel vor dieser Praktik kam die (unbewußte) Angst, selbst Opfer von der „Grausamkeit und Skrupellosigkeit der Juden" zu werden. Die „Endlösung", die das Ekelhafte aus dem Blickfeld zu schaffen versprach, ist bei weitem nicht allein auf diesen Aspekt zurück zu führen, kam sie aber doch gelegen, sich des Angsteinflößenden und Ekelhaften zu erwehren.

Welche Macht in der Ekelemotion steckt, wird sie instrumentalisiert und als Manipulationsobjekt mißbraucht, soll im folgenden Kapitel ausführlicher dargestellt werden.

5.1.2 Judenhaß und Rattenekel

Von je her waren Ratten ein Sinnbild für politisch Andersdenkende und Fremde (Platen, 1997). Die den Ratten zugeschriebene Feigheit, Verschlagenheit und Schmutzigkeit wird dazu benutzt, die subjektiv empfundene Angst vor dem Feind auf eine andere Ebene zu lenken: auf die des Ekels. Gelingt es, dem einzelnen oder der Masse zu suggerieren, der Feind habe moralisch verwerfliche, ekelhafte und verachtenswerte Charakteristika (Unsauberkeit, Feigheit etc.), ist der Grundstein des Hasses gelegt. Gelingt es weiterhin, dem einzelnen oder der Masse zu suggerieren, der Feind stehe auf gleicher Stufe mit einem verabscheuenswürdigen Tier, der Ratte, legitimiert sich der scheinbar einzige Weg, gegen den Feind vorzugehen: die Vernichtung.

Diese Legitimationsweise der Vernichtung machten sich auch die Nationalsozialisten des Dritten Reiches zunutze. Im Auftrag der Propagandaabteilung der NSDAP wurde 1940 der antisemitische Hetzfilm *Der ewige Jude* gedreht. Einer der Filmrezensenten hatte hierin das Motiv der Assoziationskette Juden/Ratten aufgenommen, das vermutlich im 14. Jahrhundert im Zuge der größten Judenverfolgung vor der des deutschen Nationalsozialismus entstand (Platen, 1997). Damals waren die Juden beschuldigt worden, die Pest verursacht zu haben, indem sie die Brunnen vergifteten. Die Pest wird auch heute noch mit der Gegenwärtigkeit von Schmutz und Ratten in Verbindung gebracht.

Zunächst war der Film sicherlich nur konzipiert worden, um die Juden für den von Hitler gewollten Krieg verantwortlich zu machen und die Deportation der jüdischen Bevölkerungsgruppe aus Deutschland propagandistisch zu rechtfertigen (Hornshöj-Möller, 1995). Im Laufe der Dreharbeiten wurde mit der Taktik der Entmenschlichung des Feindes jedoch zunehmend das Ziel der Vernichtung angesteuert: Menschen, die sich gebärden wie Ungeziefer und Ratten müsse man vernichten. In diesem Sinne wurde ein Publikum angesprochen, das sich noch nicht zu einer bestimmten Einstellung entschlossen hatte.

Die allgemein verbreitete Angst und der Ekel vor Ratten und Insekten wurde zur Erreichung dieses Ziels bewußt eingesetzt, was durch die Analyse von zwei Sequenzen des Films *Der ewige Jude* deutlich gemacht werden soll. Den gesprochenen Text gibt Hornshöj-Möller (1995) in seinem gleichnamigen Buch wieder, das sich mit den psychologischen Wirkmechanismen des Propagandamaterials auseinandersetzt. Diesem und der Arbeit von Platen (1997), die sich ebenfalls mit dem Film befaßte, sind die nachfolgend aufgeführten Zitate entnommen.

In einer der Anfangssequenzen werden jüdische Familien in deren Wohnungen bei religiösen Zeremonien und bei der Mahlzeiteneinnahme gezeigt. Während der Bildinhalt viele krabbelnde Fliegen in einem Fensterrahmen wiedergibt, suggeriert der Sprecher des Films dem Zuschauer: „Die jüdischen Behausungen sind unsauber und verwahrlost" (Hornshöj-Möller, 1995, S.51). Die Aufnahmen der krabbelnden Fliegen wurden bewußt zwischen die Aufnahmen von der Mahlzeit gelegt. Wie beschrieben, wird allein durch das Gewimmel von Insekten schon Ekel erzeugt, da man geneigt ist, damit Krankheit, Verwesung und Tod zu verbinden. Die Verbindung *Fliegen und Essen* verstärkt jedoch das Ekelerleben immens, da sie die Assoziation nahelegt, mit dem Essen die Unsauberkeit und die Krankheit in sich aufzunehmen.

Der Film bewirkte, daß sich der Zuschauer nicht mehr allein vor den Fliegen ekelte, sondern vor den Juden, die sich das Ekelhafte in Form von Krankheit und Tod einverleiben und dadurch Unheil verbreiten. Die Wahrnehmung des Zuschauers wird dahin gelenkt, daß er sich durch die schmutzige Lebensweise der Juden infizieren und somit das Ekelerregende in den eigenen Körper eindringen lassen könnte. Die anschließenden Straßenszenen in einem jüdischen Ghetto suggerieren dem Zuschauer die (Er)lösung. Die Juden müssen unschädlich gemacht werden und aus dem Blickfeld, aus der Nähe (dem Mitobjekt des Ekels) verschwinden.

Doch die „Erlösung" ist nur von kurzer Dauer, denn in den Ghettos hause, so der Sprechtext des Film, das

> *„Parasitentum der Juden, einzige Apotheose der Dunkelheit, des Schmutzes, der Verkommenheit und des brütenden Untermenschentums" (Platen, 1997, S.201).*

Der Kommentar des Sprechers wird mit Bildern von wimmelnden Ratten, die aus der Kanalisation kriechen und volksschädlich Mehlsäcke zernagen, illustriert. Der Sprecher kommentiert weiter:

> *„Wo Ratten auch auftauchen, tragen sie Vernichtung ins Land, zerstören sie menschliche Güter und Nahrungsmittel. Auf diese Weise verbreiten sie Krankheiten, Pest, Lepra, Thyphus, Cholera, Ruhr und so weiter. Sie sind hinterlistig, feige und grausam und treten meist in großen Scharen auf. Sie stellen unter den Tieren das Element der heimtückischen, unterirdischen Zerstörung dar, ... nicht anders als die Juden unter den Menschen" (Hornshöj-Möller, 1995, S.85).*

Der Sprechtext und die Bildaufnahmen von den Ratten werden unterlegt mit hohen Pikkoloflöten, die Ekel suggerieren (vgl. Kapitel 2.1.2) sowie Feigheit und Hinterlist (Hornshöj-Möller, 1995).

Die psychologische Wirkung der Rattenszenen auf den Zuschauer dehnt sich vielfach auf den von Kolnai (1974) beschriebenen Gegenstandsbereich des Ekels aus:

Die Ratten wimmeln dicht an dicht durcheinander (Ekel vor überhöhter Betriebsamkeit und Fruchtbarkeit), werden mit Lebensmitteln in Verbindung gebracht (Ekel vor Inkorporation des Ekelhaften), klettern aus einem Kanaldeckel (Ekel vor Exkrementen) und laufen in der Schlußeinstellung scheinbar auf den Zuschauer zu (Näheaspekt des Ekels).

Der Vergleich zwischen Juden und Ratten wird in dem Film optisch, sprachlich und musikalisch beschworen. Juden werden mit Tieren verglichen. Wie den Ratten werden ihnen Feigheit, Hinterlist, Grausamkeit (durch brutal dargestellte Schächtungsszenen), Schmarotzer- und Parasitentum angedichtet. Die auszugsweise dargestellte psychologische Wirkung des Films *Der ewige Jude* war von den Propagandisten detailliert geplant und gewollt. Der Film diente den Nationalsozialisten zur Legitimation des Holocaust (ibd., S.38), indem der Bevölkerung damit suggeriert wurde, daß zu ihrer eigenen Sicherheit die gesamte jüdische Bevölkerung eliminiert werden müsse. Die Geschichtsschreibung des Dritten Reiches zeigt sehr deutlich auf, welche Gefahren in Ekel und Angst liegen, wenn diese existentiellen Emotionen als manipulatives Mittel eingesetzt werden.

5.2 Ekel als Chance

Beherbergt das Vorhandensein des Ekelempfindens die zuvor beschriebene Tragik, beschreibt seine Dialektik auch eine positive Seite. Die Tatsache, daß es in unserem Gefühlsleben Ekelschranken gibt, ermöglicht auch ein Erkennen von Mißständen und Unmenschlichkeiten.

Betrachtet man den Abwehrfunktionsaspekt des Ekelgefühls, dürfte in seiner Überwindung ein echtes Problem liegen. Nach Kolnai (1974) stellt der Mangel an physischer Ekelfähigkeit eine „Atrophie des ethischen Ausschlußerlebnisses“ dar und verrät eine ungenügende Entwicklung der Abgrenzungs- und Distanzgefühle. In diesem Sinne fordert auch Finkenzeller im Zusammenhang mit geschlechtlichen Handlungen an und mit Kindern den Erhalt der Ekelfähigkeit zum Erhalt des „letzten Tabus“. „Wohl dem, der sich vom Ekel überwältigen läßt“ (Finkenzeller, 1997), denn nach ihm kann nur der moralische Ekel vor den Kindesmißhandlern verhindern, daß der Sex mit Kindern eines Tages gesellschaftsfähig wird.

Unser moralisches Empfinden und der Ekel gegenüber Gewalt und Mißhandlung trug möglicherweise auch dazu bei, daß die Bedingungen in Pflegeeinrichtungen zumindest mancherorts verbessert werden konnten. Gäbe es keinen Ekel vor der Unwürdigkeit dieser Praktiken, hätte sich vielleicht die Körperpflege alter Menschen durch Gebäudereinigungsfirmen etabliert (Preute, 1988). Deshalb muß die Ekelfähigkeit im Sinne des Lebens und der

Menschlichkeit nicht nur erhalten bleiben, sie muß auch wiederentdeckt und eingefordert werden.

Doch in diesen scheinbar positiven Seiten des Ekels sei wiederum auf seine Dialektik hingewiesen. Auch bezüglich oben genannter Themenkomplexe, wie Gewalt gegen Kinder und Alte können menschliche Emotionen strategisch eingesetzt werden. Der Appell an die moralische Ekelfähigkeit des einzelnen kann innerhalb der Bevölkerung Stimmungen erzeugen, die schwer kalkulierbar sind.

Die Ekelfähigkeit des Menschen hat einen sehr komplexen Charakter, der bedachtsam behandelt und immer von neuem hinterfragt werden sollte. Er muß als eine Verbindungslinie zwischen Körper und Kultur aufgefaßt werden. „Ein Wegweiser, der trotz aller Zweideutigkeit einen schmalen Weg in Richtung Zivilisierung vorschlägt“ (Jeggle, 1997, S.25).

Als unumstößliche und lebensnotwendige Emotion muß dem Menschen der Ekel also erhalten bleiben. Entscheidend für seine Auswirkungen sind die Bedingungen, unter denen man sich mit ihm arrangieren muß. Folgendes Kapitel befaßt sich mit Möglichkeiten, wie Pflegeinstitutionen ihren Mitgliedern professionellen Halt bieten können, um Entwürdigung und Gewalt vorzubeugen.

6. Mögliche Lösungsansätze

„Mit einem Wort, der Ekel ist eine elementare Regung, die durch Zuspruch nicht gebremst, sondern nur gesteigert werden kann. Gewöhnung ist ausgeschlossen. Am Widerwärtigen scheitern auch die Künste der Verhaltenstherapie."
(Hans Magnus Enzensberger)

6.1 Zugangsvoraussetzungen und Widerstände

6.1.1 Wissen ist Macht

Die Vielschichtigkeit der Ursachen für Pflegegewalt zieht einen multidimensionalen Ansatz in der Problemlösung nach sich. An dieser Stelle beschränke ich mich auf mögliche Lösungsansätze, die der Dialektik des Ekels gerecht werden. Sie können nicht darin bestehen, vorhandene Ekelschranken abzubauen.

Das Hauptproblem der Thematik liegt nicht im Ekel selbst, sondern in der Verschiebung der Ekelempfindung: nicht mehr eine spezifische Situation oder ein Merkmal wird als ekelhaft empfunden, sondern der Mensch als solcher, der diese Merkmale und Spuren aufweist.

Nach Ruthemann (1993) lassen sich viele Quellen von Gewalt vermeiden, wenn die Pflegenden in der Lage sind, sie zu erkennen. Diesen Prozeß macht sie in Abb. 5 deutlich:

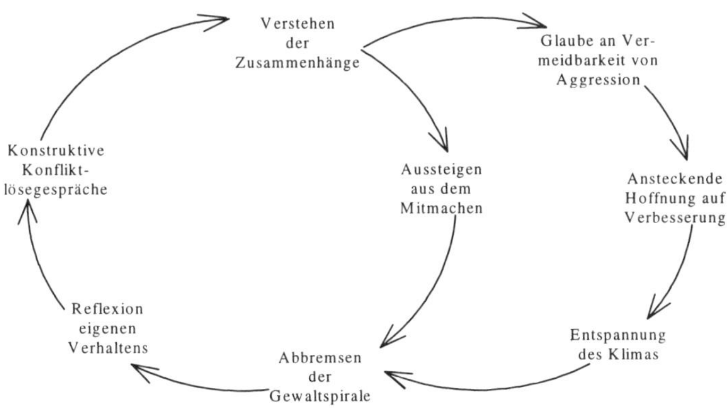

Abbildung 5: Wissen ist Macht über Aggression (Ruthemann, 1993, S.91)

Erst das Verstehen der Zusammenhänge einer gewaltauslösenden Situation kann ein Aussteigen aus der Gewaltspirale ermöglichen. Der Glaube an ihre Vermeidbarkeit und die Hoffnung auf Verbesserung entspannen das Arbeitsklima, wodurch die Reflexionsbereitschaft des einzelnen erhöht wird. Reflexion des eigenen Verhaltens und die Möglichkeit, in Gesprächen Konfliktlösungsstrategien zu entwickeln, verstärken das Verstehen der Zusammenhänge.

Dieser Punkt darf jedoch nicht nur auf das Verstehen der Mechanismen, die eine Gewaltsituation entstehen lassen, bezogen werden. Bereits bei der Bewertung des eigenen Tuns muß dieser Aspekt berücksichtigt werden. Die meisten Mitarbeiter sind nicht darauf bedacht zu schädigen, trotzdem tun sie es (Ruthemann, 1993). Viele Pflegepersonen sind sich ihres aggressiven Verhaltens nicht bewußt und bewerten dieses teilweise sogar als positiv (vgl. z.B. Infantilisierung des Gepflegten, Kap. 3.4.). Um bestehende Mißstände bekämpfen zu können, reicht es nicht aus, Einsicht in die Zusammenhänge zu entwickeln und sich damit kognitiv auseinanderzusetzen. Verhaltens- und Einstellungsveränderungen, sowohl auf der Seite des Individuums als auch auf Seiten des organisatorisch-institutionellen Umfeldes sind hierzu erforderlich. Einige der individuellen Verhaltens- und Einstellungsveränderungen stellen die persönliche Arbeit gegen das „Ausbrennen“ dar. Unter „Ausbrennen“ oder „Burnout“ wird heute allgemein der Energieverlust und die Resignation verstanden, die als Folge von Überforderung und beruflicher Enttäuschung entsteht (Bermejo, Muthny, 1994). Hieraus ergibt sich vorwiegend eine qualitative Minderung der Arbeitsleistung mit den damit verbundenen negativen Auswirkungen für die Pflegebedürftigen. „Burnoutsymptome“ manifestieren sich vor allem „im Verlust von positiven Gefühlen, von Sympathie und von Respekt gegenüber den Klienten oder Patienten“ (ibd., S.26). Ich verstehe die Existenz von Pflegegewalt zum Teil als ein Resultat des „Burnout“ von Pflegenden. Die Wege aus der Gewalt beinhalten folglich auch die Wege aus dem „Ausbrennen“. Die individuellen Präventionsmaßnahmen, mit denen sich der einzelne vor Überforderung und Frustration im Beruf schützen kann, und die Bedeutung sozialer Unterstützungssysteme seien hier nicht aufgeführt und können bei Ruthemann (1993), Aronson et al. (1993) nachgelesen werden.

Dem Willen zur Selbstreflexion stehen jedoch institutionelle und politische Hauptbelastungsaspekte gegenüber: Personalmangel und ständiger Zeitdruck, wechselnde Arbeitszeiten und hohe Zahlen an Überstunden, sowie geringe gesellschaftliche Anerkennung und niedrige Bezahlung (Bermejo, Muthny, 1994) machen deutlich, daß die Lösungsmöglichkeiten auf mehreren Ebenen zu finden sind. Sie formen sich aus der Veränderung der Arbeitsbedingungen, des sozialen Umfeldes und der Persönlichkeitsstruktur der MitarbeiterInnen.

6.1.2 Kompensation des Chaos

Wie in Kapitel 3.1.1 beschrieben, gehört das Sprechen über Ekelgefühle in der Pflege in den Tabubereich (vgl. auch Hoffmann, Sowinski, 1996). Einerseits schützen Tabus vor sittlicher und moralischer Entgleisung, indem sie ambivalente Affektvorstellungen in der Schwebe halten (z.B. Inzestwünsche). So normieren sie das Verhalten und schaffen Orientierungen für das Sozialverhalten. Andererseits können sich die zum Schutz der Pflegebedürftigen errichteten Tabus, werden sie nicht benannt, gegen die Gepflegten wenden (Stahl, 1996). Die Handlungssicherheit, die den Pflegenden durch das Bestehen von Tabus gegeben wird, wird ihnen mit deren Durchbrechung genommen, was die Enttabuisierung des Pflegealltags erheblich erschwert.

Im Kontext bedeutet dies, daß die bevorzugten Handlungsstrategien durch eine Auseinandersetzung mit dem Thema Ekel ihre Legitimation verlieren können. Schmidtbauer spricht davon, daß auch die Identifizierung mit dem Über-Ich dazu führt, daß Veränderungen an der Institution als bedrohlich erlebt werden, wenn deren Vorschriften und Normen einmal verinnerlicht worden sind (Schmidtbauer, 1984, S.163).

Ein weiterer Grund dafür, daß Pflegende ihre Tabus nicht in Frage stellen wollen, liegt in dem von Sowinski (1994) herausgearbeiteten Grundkonflikt zwischen *kreativem Chaos und Ordnung*. Gerade in der stationären Altenpflege, die durch das oft unkonventionelle Verhalten der BewohnerInnen von Chaos geprägt ist, wird von den MitarbeiterInnen ein Entgleiten der Arbeitsabläufe befürchtet. Sie benötigen Ordnungsstrategien und feste Handlungsmuster zur Kompensation dieses Chaos. Veränderungen ihres eigenen Verhaltens und das von Stationsabläufen bedeutet oftmals Verunsicherung und scheinbare Mehrarbeit. Tabus werden immer mit ethischen

Fragen, Werten und Normen in Verbindung gebracht. Ihr Durchbrechen heißt folglich, die eigenen Werte und Normen in Frage zu stellen. Unter diesen Voraussetzungen ist es unbedingt notwendig, Pflegenden Unterstützung und Alternativvorschläge zu bieten, fordert man von ihnen eine Auseinandersetzung mit Tabubereichen.

Neben einem günstigen Personalschlüssel, der als Voraussetzung für die Umsetzung aller nachstehenden Lösungsmöglichkeiten anzusehen ist, könnten organisations- und institutionsbezogene Maßnahmen sowie Ausbildungsveränderungen und Fortbildungsangebote Kompetenzen verbessern und Belastungen entschärfen (Bermejo, Muthny, 1994).

6.2 Strukturell-organisatorische Veränderungen

6.2.1 Integration von Reflexionsveranstaltungen in die Ausbildung

Wie die Studie von Hanft (1996) zeigt, besteht in der (Kranken)pflegeausbildung ein starkes Defizit bezüglich der Thematisierung von Ekel. Die Ausbildung sollte die SchülerInnen dazu befähigen, ihre Gefühle und Ängste zu verbalisieren. Dies gilt sowohl für den pflegepraktischen Teil der Ausbildung wie auch für den theoretischen Teil.

Es muß eine Möglichkeit zum Austausch gegeben werden, der von einer psychologisch geschulten Pflegekraft geleitet wird. Dieser Austausch sollte sowohl während des Blockunterrichtes, als auch praxisbegleitend in kleinen Gruppen oder einzeln möglich sein, – geleitet von einem frei gewählten Tutor. Die Auseinandersetzung mit Tabuthemen wie Ekel muß als Reflektions*pflicht*veranstaltung fest in den Ausbildungsplan aufgenommen werden. In ihr können dann *alle* belastenden Momente, nicht nur rein ekelspezifische, formuliert und besser bewältigt werden. Das Ziel dieser Veranstaltung sollte sein, unangenehmen Empfindungen und Ängsten eine Akzeptanz zu geben und in die Berufspraxis das ungeschriebene Recht einzubringen, sich ekeln zu dürfen.

Ich bin mir der Gefahr bewußt, daß ein aufgezwungener Austausch mit Supervisionscharakter Auszubildende überfordern und deshalb von ihnen abgelehnt werden kann. Trotzdem halte ich die Teilnahmepflicht für unumgänglich. Hierbei ist jedoch zu beachten, daß der Austausch über eigene Ekelempfindungen nicht erzwungen werden darf. Innerhalb der Gruppe müssen Geduld, Respekt und Wertfreiheit vorherrschen. Die Aufgabe des Gesprächsleiters sollte es sein, die Grenzen des einzelnen wahrzunehmen und ihm Rückzugsmöglichkeiten offenzuhalten (Hanft 1996).

6.2.2 Architektur und Stationsmilieu

Pflegeinrichtungen sollten architektonisch so konzipiert sein, daß Nähe-Distanz-Probleme durch deren Enge nicht noch verstärkt werden (Sowinski, 1994). Deshalb ist das Vorhandensein und die Verfügbarkeit von Räumen, in die sich das Personal nach besonders schwierigen Aufgaben zurückziehen kann, dringend notwendig. Die Gestaltung dieser Erholungsräume sollte das Ausüben mentaler Techniken wie zum Beispiel autogenes Training oder sogar sportliche Aktivitäten erlauben. Von Dienstzimmer- oder Raucherraumatmosphäre sollte dabei abgesehen werden. Wichtig in diesem Zusammenhang erscheint mir auch ein *ausschließlich* für das Personal errichteter Duschraum, den es jeder Zeit nutzen kann. Er kann nicht nur der körperlichen, sondern auch der seelischen Reinigung in Form von rituellen Waschungen dienen.

Die Fenster sollten eine Stoßlüftung der Räume zulassen und in ausreichendem Maß vorhanden sein, so daß dunkle Fäkalienräume ohne Frischluftzufuhr der Vergangenheit angehören können.

Die gesamte Institution benötigt einen hellen, farbenfrohen, weiträumigen Charakter (ibd.). Die Farbgestaltung der Räume darf weder an die Farbe von Ausscheidungen noch an vollständige Sterilität erinnern. Dies ist auch bei der Auswahl der Stationswäsche zu berücksichtigen. Dunkelbraune Waschlappen und Handtücher für den Intimbereich sind hierbei ebenso kontraindiziert wie strahlend weiße Bettwäsche.

Eine gemütliche Atmosphäre, die die Sinne auf angenehme Weise anregt, steigert nicht nur das Wohlbefinden der BewohnerInnen. Aufgestellte Duftlampen mit ätherischen Ölen oder sprudelnde, farbige Wassersäulen helfen dem Personal, grenzwertige Erlebnisse zu überwinden und sich zu regenerieren.

Die Bedeutung der Intimsphäre des Pflegebedürftigen ist hierbei selbstredend. Einzelzimmer oder Stellwände zwischen den einzelnen Betten ermöglichen den Bewohnern einen selbstbestimmten Umgang mit dem eigenen Körper. So schützen entsprechende Räumlichkeiten einerseits den Bewohner vor den Blicken des Personals und andererseits das Personal vor ungewollten Wahrnehmungen und Beobachtungen.

6.2.3 Arbeitsorganisatorische Hilfen

Ausschließlich ein demokratischer, gleichberechtigter Umgang unterhalb der Mitarbeiterschaft kann als Basis für eine effektive Problembewältigung dienen. Die Grundvoraussetzung für die Realisierung der folgenden arbeitsorganisatorischen Hilfen wäre daher ein radikaler Hierarchieabbau des Stationsalltags. Nachfolgend seien vier Möglichkeiten genannt, Konfliktsituationen, die im Zusammenhang mit ekelerregenden Situationen entstehen, reflektierter und angstfreier gegenüber zu treten:

1. Belastende Tätigkeiten nicht allein oder zu lange ausführen:
Laut der Befragungen von Hanft (1996) und Sowinski (1991) ist es für Pflegende wichtig, belastende Arbeiten mit KollegInnen tauschen zu können. Da jeder Mensch andere Ekelschranken besitzt, kann in vielen Fällen sicher eine MitarbeiterIn gefunden werden, der das Verrichten gewisser Arbeiten weniger schwer fällt. Situationen, die die Grenzen aller Pflegekräfte überschreiten, können als weniger bedrohlich empfunden werden, wenn man sich ihnen zu zweit stellt. Autoritäre StationsleiterInnen, die Arbeitsabläufe bestimmen und Pflegeverrichtungen willkürlich an Untergebene delegieren, haben nicht nur in diesem Kontext keinen Platz.

2. Nicht-patientenbezogene Arbeit ermöglichen:
In dem unter Kapitel 3.4 beschriebenen Handlungsmustern findet sich beim Personal auch der Wunsch nach patientenfernen Tätigkeiten („Flucht in hauswirtschaftliche Tätigkeiten“). Als Schutz vor einem zu intensiven Kontakt zum Patienten sollte den MitarbeiterInnen eine Distanzierung möglich sein, die sie durch die Ausübung von patientenfernen Tätigkeiten erreichen. Diese Distanz kann auch durch einen Stationswechsel in Form eines freiwilliges Rotationsverfahren innerhalb der Institution geschaffen werden.

3. Entwickeln neuer Arbeitszeitmodelle, Rituale und Symbole:
Ein gemeinsames Beraten, Entscheiden und Planen in bezug auf ein neues Arbeitszeitmodell, das eine physische und psychische Regeneration der

Pflegenden zuläßt und eine vorausschauende Urlaubsregelung ermöglicht, ist dringend notwendig (Klitzing-Naujoks, 1995). Pflegenden sollte mehr Möglichkeit zur Teilzeitarbeit gegeben werden, um die Belastungen des Berufes zu ertragen. Desweiteren könnte die Möglichkeit, bei Bedarf unbezahlten Urlaub zu nehmen, eine starke Entlastung des Pflegenden bedeuten. Kritisch anzumerken sei hierbei jedoch die Tatsache, daß den Pflegenden die Arbeitsbelastungen höher erscheinen, wenn sie nach längerer Arbeitsplatzabwesenheit wieder in den Beruf einsteigen (Overlander, 1994).

Nach Schützendorf können Rituale und Symbole einen selbstbestimmten Umgang mit Tabus ermöglichen (Stahl, 1996).

So kann das Installieren von unterschiedlich tickenden Uhren auf der Station die Individualität des einzelnen deutlich machen und für das menschliche Miteinander hilfreich sein.

Symbole für Belobigung, z. B. das Anbringen von Lorbeerkränzen, können auf besonders schwierige Arbeiten und damit auf den Verdienst des Personals hinweisen.

Der Kreativität, mit der die Sprachlosigkeit tabuisierter Bereiche aufgebrochen, notwendige Ge- und Verbote gefestigt werden können, sei hier kaum Grenzen gesetzt. Die Methode, Wut und Abneigung gegen BewohnerInnen auf einer im Stationszimmer aufgestellten Tafel schriftlich auszuführen (ibd.), halte ich jedoch für kontraindiziert, da hiermit kein konstruktiver Umgang mit unangenehmen Empfindungen erzielt wird, sondern sich im Gegenteil die Aggressionen verstärken können (vgl. Grond, 1997).

4. Integration von Arbeitsgruppen in den Stationsalltag:
Es ist dringend notwendig, fall- und teamzentrierte Supervision sowie Balint-Gruppen regelmäßig anzubieten. Auch hierfür gilt, daß diese Arbeitsgruppen innerhalb hierarchischer Strukturen weniger effizient sind als in demokratischen Konstellationen. Sie verstärken die Angst, sich zu öffnen und negative Gefühle zu verbalisieren (Klitzing-Naujoks, 1995). In bezug auf Ekelempfindungen muß es in diesen Arbeitsgruppen vor allem darum gehen, die Helfer-Patient-Beziehung widerzuspiegeln und die aggressiven Gefühle der Pflegepersonen zu sublimieren bzw. zu kanalisieren. Diese müssen von dem Gepflegten abgezogen und auf den wirklichen Gegenstand des Ekels zurückgeführt werden.

Bei der von Schützendorf vorgestellten Methode der „Interpretationswerkstatt“ wird eine mit Videokameras gefilmte Situation aus dem Pflegealltag von den Pflegekräften selbst beschrieben und gedeutet (Stahl, 1996). Schützendorf unterstützt die Erforschung des eigenen Handelns durch gezielte Fragen, die den Berufsalltag auf einer anderen Ebene deutlich machen und tabuisierte Bereiche der Pflege aufdecken. Hierbei muß allerdings darauf hingewiesen werden, daß das Untersuchen von Pflegebeziehungen dringend der Zustimmung der Pflegebedürftigen bedarf.

Eine weiteres Ziel von Arbeitsgruppen könnte in der Bestimmung ethischer Grundlagen der Pflegepraxis liegen (ibd.). Danach sollten die von den Pflegenden gemeinsam angestellten ethischen Überlegungen zu bestimmten Problemen an eine Ethikkommission weitergereicht und von ihr überprüft werden.

6.2.4 Veränderung und Erweiterung pflegepraktischer Handlungsweisen

Neben der Veränderung äußerer Strukturen bildet die direkte Pflege „am Bett“ einen reichhaltigen Pool an Lösungsvorschlägen in bezug auf ekelerregende Momente.

So liefert besonders die tägliche *Körperpflege* der Pflegebedürftigen einige Möglichkeiten, potentiell ekelelerregende Elemente zu verhindern. Dies ist jedoch nur möglich, wenn traditionelle Bedeutungsinhalte von Pflegemaßnahmen, so zum Beispiel die Ganzkörperwaschung als ausschließliches Moment der Reinigung mit Wasser und Seife, überdacht und aufgebrochen werden.

Zum einen macht die häufige Anwendung von Seifen die Haut anfälliger gegenüber Infektionen, Allergien, Ekzeme, Verletzungen und Dekubitalgeschwüren, da Seifen die Haut austrocknen, mazerieren, den Säureschutzmantel zerstören und ihr die Elastizität und damit die Widerstandskraft nehmen können (Fesenfeld, 1996). Diese Hautveränderungen bieten wiederum, wie in vorherigen Kapiteln beschrieben, Gelegenheit zum Ekel.

Zum anderen ist es in den meisten Fällen nicht der Schmutz, dem man durch die tägliche Ganzkörperwaschung beikommen möchte, sondern vielmehr sind es Geruch, Schweiß und Talg (Sekrete als Gegenstände des Ekels), denen die Körperwaschungen gelten. Hierfür eigenen sich jedoch eher Waschwasserzusätze aus der Familie der Heilkräuter wie Salbeitee zur

Schweißreduktion, Obstessig zur Geruchsbindung, Brunnenkresse gegen unreine und fettige Haut u.v.m. (ibd.).

Ein Abwenden von den generalisierten traditionellen Waschungen mit Seifen und synthetischen Waschzusätzen sollte natürlich nicht nur unter dem Fokus der Verhinderung ekelerregender Situationen stattfinden, sondern der pflegewissenschaftlichen Entwicklung Rechnung tragen.

Wenn Körperwaschungen gegen schlechte Gerüche nicht ankommen, helfen oft andere kleine Handreichungen, diesem Problem gegenüberzutreten. So läßt sich vielfach ein strenger Uringeruch, hervorgerufen durch starke Konzentration des Urins, durch *Erhöhung der Trinkmenge* verhindern (Inhester und Zimmermann, 1990).

Des weiteren kann dadurch einer Urininkontinenz vorgebeugt werden. Eine ausreichende Trinkmenge hilft in vielen Fällen, die Orientierungsfähigkeit älterer Menschen zu erhalten (ibd.). Wer orientiert ist, vermag es eher, die Normen und Werte der Gesellschaft einzuhalten und bietet weniger Anlaß zum Ekel (vgl. Kap. 3.2.2). Der Kreis schließt sich.

Auch *Prophylaxen* in anderen Bereichen, beispielsweise der Pneumonie, haben den Nebeneffekt, belastenden Situationen vorzubeugen, werden doch mit der Verhinderung einer Pneumonie Gegenstände des Ekels (hier: infektiöser Sputum) gar nicht erst produziert.

Diese und alle anderen der Pflegepraxis zugehörigen Aspekte, dazu zählen auch die Vermeidung von weiteren Infektionen und Erkrankungen durch Einhaltung der Hygienevorschriften und zielgerichtete Maßnahmen zur Dekubitusprophylaxe, sind maßgeblich daran beteiligt, Grenzsituationen zu verhindern oder zu verringern.

Aber nicht nur das aktive, sondern auch das passive Verhalten der Pflegepersonen ist in diesem Kontext wichtig. Unabhängig von der räumlichen Gestaltung der Institution können Pflegekräfte dem Gepflegten eine *Privatsphäre* ermöglichen, die es ihm erlaubt, sich selbst zu berühren, ohne dabei abstoßend zu wirken. Konkret sei hier nochmals die Situation der Körperpflege gemeint, die vom Pflegebedürftigen gerne dazu genutzt wird, sich durch eigene Berührung wieder selbst zu spüren und zu finden. Hierbei ist die Pflegeperson aufgefordert, „einfach einmal wegzuschauen" oder den Raum zu verlassen, sofern es die Situation des Gepflegten zuläßt.

Mit obigen Ausführen möchte ich deutlich machen, daß Pflegekräfte oft, aber nicht immer Gefangene ihrer Situation sind. Gerade sie haben einen direkten Einfluß auf die im Zusammenhang mit Pflege entstehenden Momente des Ekels.

Natürlich trägt eine gute Ausstattung mit Pflegehilfsmitteln dazu bei, ekelerregende Situationen zu entschärfen. Ein ausreichendes Maß an Einmalartikeln, die auch als solche verwendet werden können und moderne Inkontinenzartikel sind ebenso hilfreich wie das Vorhandensein von Wechseldruck-, Weichlagerungs- oder Würfelmatratzen, die Dekubitalgeschwüre vermeiden helfen. Nicht zuletzt vermag es eine gute medizinische Betreuung, Extremsituationen zu vermeiden, was sich gleichsam günstig auf den Gepflegten und auf das Personal auswirkt.

6.3 Erwerb sozialer Kompetenzen

6.3.1 Aufklärung durch Fort- und Weiterbildungen

In Fort- und Weiterbildungen muß dem Pflegenden die Stärke der Ekelempfindung und die damit einhergehende potentielle Bedrohung für den Gepflegten deutlich gemacht werden. Nicht jedem Helfer sind die subtilen Auswirkungen seines Handelns bewußt. Das heißt, so mancher handelt in gutem Willen und verkennt die dahinterstehende Gewalt und Entwürdigung für den Hilfebedürftigen.

Fortbildungsinhalte sollten demzufolge das Aufzeigen der in Kapitel 3.4 beschriebenen Handlungsweisen sein, die dem Pflegenden als ekelspezifische und grenzüberschreitende deutlich werden müssen. Weiterhin sollten den Pflegekräften Wege aufgezeigt werden, das eigene Handeln zu beobachten, für sich selbst zu interpretieren und zu bewerten (vgl. Kap. 6.2.3). Nicht zuletzt helfen praktische Ratschläge, die in jedem beruflichen Umfeld realistisch und durchsetzbar sind und die der ekelerregenden Situation durch einfache Handhabung einen großen Teil ihrer Bedrohung nehmen können: Der konsequente Gebrauch von Handschuhen und Schutzkitteln im Umgang mit Ausscheidungen und Körperflüssigkeiten kann dem Pflegenden bereits einen Teil der notwendigen Distanz zum Gegenstand des Ekels geben. Ein pflegerisch vertretbares und sinnvolles Belüften aller Arbeitsräume kann der Situation ebenfalls seine Schärfe nehmen.

Sowinski (1994) schlägt vor, im Umgang mit Erbrochenem von der Verwendung von Nierenschalen abzusehen. Diese können durch stabile Tüten ersetzt werden, die dem Pflegenden einen Blickschutz bieten. Kritisch anzumerken sei hierbei jedoch, daß das Moment der Krankenbeobachtung weiterhin ausreichende Berücksichtigung finden muß. Konsistenz, Farbe und Geruch von Erbrochenem können auf Krankheiten hinweisen, die durch die Verwendung der Papiertüten eventuell zu spät erkannt werden.

Desweiteren sprechen Bermejo und Muthny (1994) von der Notwendigkeit psychosozialer Fortbildungen, da gezielte Fähigkeiten zur Berücksichtigung psychosozialer Aspekte im Umgang mit Patienten in der Grundausbildung gar nicht oder nur unzureichend vermittelt werden. Sie werden

> *„in all jenen Berufen, in denen Gefühle zum Arbeitsgegenstand werden, ... als wichtige Hilfe, Entlastungsmöglichkeit und gewünschte Selbstkontrolle akzeptiert und gefordert“ (Bermejo, Muthny, 1994, S.45).*

Sinn der psychosozialen Fortbildungen ist es, dem Konzept einer ganzheitlichen Pflege gerecht zu werden. Dies geschieht durch die Kompetenzerweiterung auf der kognitiven Ebene sowie auf der affektiven, der handlungsorientierten und der interaktionalen Ebene. Durch psychosoziale Fortbildungen werden die PflegemitarbeiterInnen psychologisch und sozial nachqualifiziert. Ihre Schwerpunkte liegen demnach in der Vermittlung psychologischer Grundkenntnisse und psychosozialer Auswirkungen des Alterns. Sie befassen sich mit speziellen Problemen bei der Interaktion mit Bewohnern und mit Problemen im Behandlungsteam sowie mit Lösungsmöglichkeiten. Unter anderem fördern sie die Handlungs- und Kommunikationskompetenz durch Erlernen von Gesprächsführungstechniken. Nicht zuletzt ermöglichen sie den Aufbau einer „distanzierten Anteilnahme“ (ibd.), worauf in Kapitel 6.4 noch eingegangen wird.

6.3.2 Schaffung neuer Planstellen

Es ist unbedingt notwendig, die starke Todesnähe, die der Altenpflegeberuf mit sich bringt, stärker zu berücksichtigen und berufsbegleitend zum Thema zu machen. Die Ekelgefühle, die im Zusammenhang mit Sterben und Tod auftreten können, werden dadurch vom scheinbaren Gegenstand des Ekels, dem Verweslichen, abgezogen und auf den eigentlichen Konflikt, der Angst vor der eigenen Sterblichkeit, umgelenkt. Ansprechpartner für derartige Konflikte könnte neben dem Supervisor, der nur in zeitlich begrenztem Rahmen zur Verfügung steht, ein Stationspsychologe sein. Eine solche Stelle hätte den Vorteil, daß entstehende Konflikte ohne größeren zeitlichen Verzug bearbeitet werden könnten. Desweiteren hätten auch die MitarbeiterInnen, die in Gruppenarbeiten Durchsetzungsschwierigkeiten haben, eine zusätzliche Chance zum professionellen Austausch. In anderen Berufszweigen wurden die psychischen Konflikte, die mit Sterben und Tod einhergehen bereits erkannt, und deren Bewältigung wurde selbstverständlich in das jeweilige Arbeitsfeld mit einbezogen (z. B. Polizeipsychologen).

6.4 Menschenliebe versus Routine

6.4.1 Das Prinzip der Gleichgültigkeit

Die Vernachlässigung und Mißhandlung von Pflegebedürftigen in Institutionen und Familien, die in nicht wenigen Fällen bis zur Tötung ging (Dießenbacher, 1988), läßt sich nicht auf die Abwesenheit von Liebe und Einfühlungsvermögen zurückführen. Nach Dießenbacher bietet nicht die fürsorgende Menschlichkeit einen Schutz vor Gewalt, sondern das scheinbare Gegenteil: die professionelle Routine. Erst in den

> *„kalten und unpersönlichen Regeln routinierter Pflegepraxis* (scheint) *jenes Stückchen Humanität auf, das allerdings einen stets riskanten Schutz vor Gewalt verspricht“ (ibd., S.375).*

Eine durchstrukturierte Alltagsroutine beinhaltet die völlige Gleichbehandlung eines jeden Hilfebedürftigen ohne Privilegien. Hierbei schreiben Standards Handlungsweisen vor, die dem emotionalen Erleben der Pflegekräfte ihre Potenz und ihre Willkür nehmen. Natürlich bleibt der Ekel als Gefühl bestehen, doch vielleicht hilft ein von den Pflegenden selbst erarbeitetes „Handbuch zum Umgang mit ekelerregenden Situationen“ als routinisierte

Stütze gegen Pflegegewalt. Dießenbach vertritt das „Prinzip der Gleichgültigkeit“ in Form einer gleichgültigen Freundlichkeit als Basis für eine gewaltfreie Pflege. Das Prinzip der Gleichgültigkeit meint sowohl die Gleichbehandlung eines jeden Pflegebedürftigen als auch den Abzug von Affekten in Pflegebeziehungen seitens des Personals. Diese scheinbar befremdliche Auffassung von Pflege könnte die notwendige Antwort auf die Untersuchungen von Aronson et.al. (1993) sein. Diese ergaben, daß das Ausbrennen der Pflegekräfte, verbunden mit negativen Auswirkungen auf die Pflegebedürftigen, „tragischerweise Menschen betrifft, „die einmal besonders begeisterungsfähig und idealistisch waren“ (Aronson et al., 1993, S.13). Fraglich ist jedoch, ob das Prinzip der Gleichgültigkeit nicht der Forderung nach empathischem Verhalten der Pflegekräfte entgegensteht oder ob sie das Resultat einer richtig verstandenen Empathie ist.

Bermejo und Muthny (1994) bezeichnen diese Umgangsweise weniger doppeldeutig als „distanzierte Anteilnahme“, die die Verbesserung der Fähigkeit zum Abschalten und zum kontrollierten Engagement zur Folge hat. Sie hilft dem Pflegenden, in der Vielschichtigkeit der Probleme den Überblick zu behalten und dem Bewohner/Patienten mit gerade soviel Engagement gegenüberzutreten, um nicht selbst in dessen Problemen zu versinken.

6.4.2 Personalauswahl

Petzold (1985) spricht im Zusammenhang mit Pflegegewalt von der Notwendigkeit einer sorgfältigen Personalauswahl. Da Gewalt eine Folgeerscheinung des Ekels sein kann, gilt dies auch hier als ein Lösungsansatz. Die Arbeit gegen die Gefahren, die mit der Ekelfähigkeit einhergehen, kann nur eine Arbeit gegen den Kontrollverlust, nicht gegen den Ekel selbst sein. Daher ist es dringend erforderlich, die bestehenden Kriterien der Personalauswahl gänzlich zu verändern, um geeignetes Personal zu finden, das diese Arbeit leisten kann. Nicht nur Zeugnisse und Urkunden sollten hierfür ausschlaggebend sein, sondern Reflexionsbereitschaft und die Fähigkeit zur Selbstkritik. Das Vorweisen psychologischer und sozialer Kompetenz beim Einstellungsgespräch muß Grundvoraussetzung für die Personalauswahl sein. Nur damit und mit einer Biographie, die weitgehend ausschließen kann, daß das gewählte Berufsfeld zum „Abarbeiten“ von Kränkungen aus der eigenen Kindheit benutzt und das Klientel „Gegenstand infantiler Rachetendenzen“ wird (Petzold, 1985), ist eine Arbeit gegen Kontrollverlust möglich.

Auch auf die Gefahr hin, im Einzelfall undifferenziert und pauschal entscheiden zu müssen, halte ich ein adäquates Mindestalter für Altenpflegeschüler für unerlässlich. Es ist schwierig, in Zahlen festzulegen, welches Alter dasjenige ist, das dem Wesen der Beziehungsarbeit mit alten Menschen entspricht. Situationsgerechtes Handeln in der Altenpflege kann allerdings nur dann erzielt werden, wenn aufgrund von Lebenserfahrung und Persönlichkeitsentwicklung eine Basis besteht, die den Interessen der älteren Menschen nahekommt.

Im Zusammenhang mit Sexualität im Alter, die wie beschrieben häufig Ekel an sich zieht, fragt Frieling-Sonnenberg:

> *„Wer kann als junger pflegender Mensch diese komplexen Erfahrungen begreifen oder verstehend nachvollziehen, wo jüngere Generationen doch oft nicht einmal ihre eigenen sexuellen Bedürfnisse verstehen, geschweige leben“ (Frieling-Sonnenberg, S.300).*

In diesem Kontext wäre es notwendig, auch die Beschäftigten eines Altenheimes als sexuelle Wesen zu begreifen. Körperfeindliche Erziehung, mangelnde Förderung der Sinne und des Geistes, Scham- und Schuldgefühle gegenüber sexueller Lust finden ihren Ausdruck in der Qualität der Pflege und der Kommunikation (ibd.).

Vielleicht gelingt es, einen ethisch vertretbaren Persönlichkeitstest für die Personalauswahl zu erstellen, der all diesen Aspekten gerecht wird.

Die genannten Lösungsvorschläge beziehen sich vorwiegend auf die institutionsgebundene Pflegepraxis und bedürfen im Falle einer definitiven Umsetzung der detaillierten Konkretisierung. Insgesamt können sie jedoch als Möglichkeiten gesehen werden, den Status des Gepflegten und des Pflegenden zu verbessern und eine für beide Seiten würdigere Pflegebeziehung anzustreben.

7. Zusammenfassung

Ekel ist ein spezifischer, subjektiver emotionaler Zustand, der als bedrohlich erlebt werden kann.

Hervorgerufen wird das Ekelgefühl durch die subjektive Bewertung und die Nähe eines Gegenstandes oder einer Person, in dessen Wesensart sich der Übergang vom Lebendigen zum Toten zu erkennen gibt. Dieser Übergang kann real sichtbar oder vermutet sein. Die Gegenstände des Ekels lassen sich in zwei Typen unterscheiden: dem physisch Ekelhaften und dem moralisch Ekelhaften. Über die Entstehung des Ekelgefühles gibt es in der Wissenschaft verschiedene Auffassungen. Die Ätiologie ist jedoch nicht bestimmend für den Umgang mit Ekel und dessen Funktion (Abwehr).

Geruchs-, Tast- und Sehsinn sind die Hauptträger des Ekelhaften, da diese Sinnesorgane dem Ekel die größte Möglichkeit einer Penetration in den eigenen Körper bieten.

Obwohl die Pflege alter, kranker und behinderter Menschen eine Vielzahl von ekelerregenden Situationen in sich birgt, gilt heute nach wie vor das Thema Ekel als Tabuthema. In Ausbildung und Berufspraxis wird einerseits ein starkes Defizit bezüglich der Auseinandersetzung mit dem Thema bedauert, andererseits bietet ein Festhalten an diesem Tabu auch eine Sicherheit im pflegerischen Handlungsgeschehen. Deshalb ist ein sehr behutsames und überlegtes Herangehen an dieses Thema notwendig.

Studien, die sich mit dem Thema „Ekel in der Pflege" beschäftigten, machten die starken Existenzängste des Pflegepersonals, die mit ekelerregenden Situationen einhergehen, deutlich. Die von befragten Pflegepersonen erlebte Hierarchie bezüglich der Intensität der ekelhaften Dinge legt einen Zusammenhang zwischen Sexualität und Ekel nahe. Dieser Zusammenhang wird aus psychoanalytischer Sicht untermauert und manifestiert sich in der Ambivalenz der ekelhaften Dinge: ihrem Anlocken und ihrem Abstoßen.

Da sowohl Sexualität als auch Ekel in der Pflege bisher keinen Raum für sich beanspruchen konnten, stellt sich die Verbindung dieser beiden Themenbereiche als besonders schwierig dar.

Pflegegewalt läßt sich nicht allein auf das Vorhandensein von Ekelgefühlen zurückführen. Trotzdem kann in diesem Kontext davon gesprochen werden, daß Pflegende in bezug auf ekelerregende Situationen Handlungsstrategien entwickeln, die als Entwürdigung und Gewalt gegenüber den Gepflegten zu bewerten sind. Diese Handlungsstrategien werden bewußt oder unbewußt eingesetzt. Sie lassen sich in direkte und indirekte Reaktionen einteilen und resultieren häufig aus Zorn, Wut und Geringschätzung gegenüber dem Gepflegten.

Zorn, Ekel und Geringschätzung sind voneinander unterschiedliche Emotionen, die im menschlichen Erleben jedoch häufig miteinander interagieren. Jede Kombination dieser drei Emotionen bildet die wichtigste Komponente der Feindseligkeit, die in aktiven Angriffen des Gegenübers münden können. Alle drei Emotionen haben gemeinsam, daß ihr Ziel im Selbstschutz und in der Verteidigung liegt und sie sich folglich auf das Zugrundeliegen von Todes- und Vernichtungsängsten zurückführen lassen. Der Ausgangspunkt aller Reaktionen auf den Ekel ist demnach in der Angst des Pflegenden vor Integritätsverletzung zu sehen.

Die dem Ekel inhärente Dialektik erschwert eine konstruktive Problemlösung in bezug auf den Ekel als gewaltauslösendes Moment. Einerseits dient die Ekelfähigkeit des Menschen als lebensnotwendige Schutzfunktion vor grenzüberschreitenden Erlebnissen, andererseits kann sie, wird sie unreflektiert erlebt, zu Aggressionen oder gar zur Tötung des mutmaßlichen Gegenstandes des Ekels führen.

Diese Tatsache wurde und wird in der Politik bereits strategisch eingesetzt.

Die Lösungsansätze sind daher nicht in dem Abbau von Ekelgefühlen zu suchen, sondern vorrangig in den individuellen intrapsychischen Kompetenzen der PflegemitarbeiterInnen, bewußt mit diesen Empfindungen umzugehen, sowie in strukturellen Veränderungen der Institution. Sie reichen bis in die Aufbau- und Ablauforganisation.

Die hier vorgestellten Lösungsansätze betreffen vorwiegend die institutionsgebundene Pflegepraxis und lassen sich nicht vollständig auf ambulante Pflegedienste übertragen. Für Pflegeheime und Krankenhäuser gelten jedoch eine weiträumige Architektur, Veränderungen des Stationsmileus, neue Arbeitszeitmodelle und vor allem die eigene Arbeit der Pflegenden gegen Kontrollverlust als die wichtigsten Ansätze.

8. Ausblick

Zuletzt wäre zu fragen, warum Kranke, Behinderte und Alte vorwiegend in westlichen Gesellschaften immer noch ausgegrenzt und diskriminiert werden. Die Umsetzbarkeit der vorgeschlagenen Lösungswege zur Reduzierung von Pflegegewalt bleibt solange futuristisch, wie die Medien die Stigmatisierung dieser Gruppen festigen und uns die „Überalterung" der Gesellschaft drohend suggeriert wird. Doch nicht nur die politischen Rahmenbedingungen verhindern ein Weggang vom bestehenden defizitären Altersbild und somit eine Aufwertung des (Alten)pflegeprestiges. Die Ignoranz der Sozialgesetzgebung gegenüber den vorliegenden Mißständen im Pflegebereich ist vielmehr ein Zeichen kulturspezifischer Umgangsformen mit Leben und Tod. Dort, wo der Wert des Lebens höher angesiedelt wird als das, was nach ihm kommt, werden Alter und Krankheit immer auch Todes- und Vernichtungsängste auslösen. Alter, Behinderung und Krankheit kündigen Unheil an, Siechtum und Tod. Ekel will uns vor dieser Konfrontation schützen und gleichzeitig vor der Unvermeidbarkeit der eigenen Vergänglichkeit warnen. Folglich sind nur Gesundheit und Jugend Werte, für die es sich einzusetzen lohnt. Die kulturspezifische Verdrängung von Alter und Krankheit macht sich in der Sozialpolitik bemerkbar.

Dieser scheinbar fatalistische Ansatz soll jedoch nicht die Schlußfolgerung nahelegen, daß alle Bemühungen um Verbesserung der Pflege zwecklos seien, da über allem eine unantastbare Ideologie von Leben und Sterben stehe. Im Gegenteil: den Bestrebungen nach professionellen und menschenwürdigeren Pflegebeziehungen muß um so konsequenter nachgegangen werden, je mächtiger die Widerstände zu sein scheinen.

Literaturverzeichnis

Aronson, Elliot; Kafry, Ditsa; Pines, Ayala M.: Ausgebrannt: vom Überdruß zur Selbstentfaltung. 8. Auflage. Stuttgart: Klett-Cotta 1993.

Bermejo, Isaac; Muthny, Fritz A.: „Burnout“ und Bedarf an psychosoziale Fortbildung und Supervision in der Altenpflege. Münster; Hamburg: Lit Verlag 1994.

Dießenbacher; Hartmut: Gewalt gegen Alte. In: Alter und Alltag. Hrsg.: Glökkenjahn, Gert. von Konradowitz, Hans-Joachim. Frankfurt/M.: Suhrkamp-Verlag 1988. S. 372–387.

Dießenbacher, Hartmut: Gewalt im Altenheim. Eine Analyse von Gerichtsakten. Freiburg im Breisgau: Lambertus Verlag 1993.

Dorsch, Friedrich: Psychologisches Wörterbuch. 10. Auflage. Bern: Hans Huber Verlag 1982.

Duden: Rechtschreibung der deutschen Sprache und der Fremdwörter. 18. Auflage. Mannheim, Wien, Zürich: Dudenverlag 1980. Band 1.

Enzensberger, Hans Magnus: Aus dem Leben eines musikalischen Opfers. In: Kursbuch. Ekel und Allergie. Berlin: Rowohlt Verlag 1997. S.1–4. Heft 129.

Erdheim, Mario: Das Eigene und das Fremde. Über ethnische Identität. In: Fremdenangst und Fremdenfeindlichkeit. Hrsg.: Jansen, Mechthild M.; Proskop, Ulrike. Frankfurt: Stroemfeld Verlag 1993. S. 163–183.

Fesenfeld, Anke: Die Haut Teil 2. Pflege aktuell, 10/96, S. 674–679.

Finkenzeller, Roswin: Das letzte Tabu. Frankfurter Allgemeine Zeitung. Vom 18.12.1997.

Freud, Sigmund: Drei Abhandlungen zur Sexualtheorie. Elemente der Psychoanalyse. Frankfurt/Main: Fischer Verlag 1978. Band 1. Originalausgabe 1905.

Frieling-Sonnenberg: Pflegebeziehungen: Zur Frage der gelebten und nicht gelebten Sexualität der Pflegenden und alten Menschen in Heimen. Pflege, Bern, Band 7 (1994) Heft 4, S.300–308.

Greß, Gisela: Psychopathologische Ausweitungen des Ekelgefühls. Würzburg. Julius-Maximilians-Universität. Medizinische Fakultät. Dissertation: 1979.

Grimm: Kinder und Hausmärchen. 1. Auflage. Frankfurt/M.: Insel Verlag 1984. Band 1.

Grond, Erich: Die Pflege verwirrter alter Menschen. Psychisch Alterskranke und ihre Helfer im menschlichen Miteinander. 4. Auflage. Freiburg im Breisgau: Lambertus Verlag 1988.

Grond, Erich: Altenpflege ohne Gewalt. Hannover: Vincentz Verlag 1997.

Hanft, Angelika: Zum Umgang mit Ekelgefühlen während der Ausbildung. Pflege Aktuell, Eschborn (1996) Heft 2, S.112–115.

Hoffmann, Daniel; Sowinski, Christine: Tabus in der Pflege. Gero Care News Letter, Köln, (1996) Nr. 5, S.10–11.

Hornshöj-Möller, Stig: Der ewige Jude. Quellenkritische Analyse eines antisemitischen Propagandafilms. Göttingen: Institut für den Wissenschaftlichen Film 1995.

Inhester, Otto; Zimmermann, Ingrid: Ganzkörperwaschung in der Pflege. Anleitung und Hilfen für das Pflegpersonal und pflegende Angehörige. Hannover: Schlütersche Verlagsanstalt und Druckerei 1990.

Izard, Carroll E.: Die Emotionen des Menschen: eine Einführung in die Grundlagen der Emotionspsychologie. 3. Auflage. Weinheim: Beltz, Psychologie-Verlag 1994.

Jecklin, Erica: Arbeitsbuch Anatomie und Physiologie für Krankenschwestern, Krankenpfleger und andere Medizinalfachberufe. 4. Auflage. Stuttgart: Fischer Verlag 1986.

Jeggle, Utz: Runterschlucken – Ekel und Kultur. In: Kursbuch. Ekel und Allergie. Berlin: Rowohlt Verlag 1997. S.12–26. Heft 129.

Juchli, Liliane: Krankenpflege. Praxis und Theorie der Gesundheitsförderung und Pflege Kranker. 5. Auflage. Stuttgart: Thieme Verlag 1987.

Klee, Ernst: Euthanasie im NS-Staat. Die „Vernichtung lebensunwerten Lebens“. 3. Auflage. Frankfurt/M.: S.Fischer Verlag 1983.

Klitzing-Naujoks, Waltraut: Psychische Belastungen in der Krankenpflege. Göttingen: Vandenhoeck und Ruprecht 1995.

Knobling, Cornelia: Konfliktsituationen im Altenheim. Eine Bewährungsprobe für das Pflegepersonal. 4. Auflage. Freiburg im Breisgau: Lambertus Verlag 1993.

Kolnai, Aurel: Der Ekel. In: Beiträge zur Phänomenologie des ästhetischen Genusses. Hrsg.: Husserl, Edmund. 2. Auflage. Tübingen: Max Niemeyer Verlag 1974. S.119–173. Originalausgabe 1929.

Krampe, Eva-Maria: Gestaltung schriftlicher wissenschaftlicher Arbeiten. Frankfurt 1997. Unveröffentliches Manuskript.

Krause, Rainer: Allgemeine psychoanalytische Krankheitslehre. Stuttgart: Kohlhammer Verlag 1997. Band 1.

Krause, Rainer: Zur Onto- und Phylogenese des Affektsystems und ihrer Beziehungen zu psychischen Störungen. Psyche, (1983) Nr.11, S.1016–1043.

Liessmann, Konrad Paul: Ekel! Ekel! Ekel!-Wehe mir! Eine kleine Philosophie des Abscheus. In: Kursbuch. Ekel und Allergie. Berlin: Rowohlt Verlag 1997. S.101–110. Heft 129.

Marcuse, Herbert: Triebstruktur und Gesellschaft. Ein philosophischer Beitrag zu Sigmund Freud. 17. Auflage. Frankfurt a.M.: Suhrkamp Verlag 1995.

Nietzsche, Friedrich: Also sprach Zarathustra. Köln: Könemann Verlagsgesellschaft 1994. Band 2

Overlander, Gabriele: Die Last des Mitfühlens. Aspekte der Gefühlsregulierung in sozialen Berufen am Beispiel der Krankenpflege. Frankfurt: Mabuse-Verlag 1994.

Petzold, Hilarion: Mit alten Menschen arbeiten: Bildungsarbeit, Psychotherapie, Soziotherapie. München: Pfeiffer-Verlag 1985.

Platen, Heide: Das Rattenbuch. Über die Allgegenwart unserer heimlichen Nachbarn. Frankfurt/M.: Campus Verlag 1997.

Preute, Michael: Da verliert der Mensch seinen Schatten. Der Spiegel, Hamburg, Nr.41 (1988) S.104–123.

Reineke, Matthias: Wenn's still wird um die Qualität des Alters. Ekel als Menetekel. Thema, Köln, (1995) 111, S.42–53.

Ruthemann, Ursula: Aggression und Gewalt im Altenheim. Verständnishilfen und Lösungswege für die Praxis. Basel: Recom Verlag 1993.

Schmidt-Atzert, Lothar: Lehrbuch der Emotionspsychologie. Stuttgart: Kohlhammer Verlag 1996.

Schmidtbauer, Wolfgang: Die hilflosen Helfer. Über die seelische Problematik der helfenden Berufe. 2. Auflage. Reinbek bei Hamburg: Rowohlt Verlag 1984.

Schützendorf, Erich: Ekel und Erregung. Altenpflege, Hannover, (1996) Nr.5, S.348–355.

Sowinski, Christine: Stellenwert der Ekelgefühle im Erleben des Pflegepersonals. Pflege, Bern, Band 4 (1991) Heft 3, S.178–187.

Sowinski, Christine: Probleme aus der Pflegepraxis. Altenpflegeforum, Hannover, (1994) Beilage Heft 12, S.98–109.

Stahl, Gisela: Enttabuisierung des Pflegealltags. Gero Care News Letter, Köln, (1996) Nr. 5, S.13–14.

Straus, Erwin: Psychologie Der Menschlichen Welt. Gesammelte Schriften. Ein

Beitrag zur Pathologie der Zwangserscheinungen. Heidelberg: Springer Verlag 1960.

Wickert, Jürgen: Pflege – eine intime, grenzüberschreitende Dienstleistung. Gero Care News Letter, Köln, (1996) Nr.5, S.4–5.

Danksagung

In der vorliegenden Arbeit habe ich versucht, Dinge zu erklären, Phänomene zuzuordnen und Verbindungen herzustellen. Die Auseinandersetzung mit dem Thema hat mich jedoch eine Sichtweise gelehrt, die dem Ursache – Wirkungsprinzip entgegensteht. Nichts kann wirklich so sein wie es ist, das Scheinbare sucht eine Wirklichkeit, die zu finden unmöglich ist.

Trotzdem sehe ich diese Arbeit als einen persönlichen Beitrag gegen Gewalt in der Pflege – sowohl aus Patientensicht als auch aus Sicht der Pflegepersonen.

Ich bin mir bewußt, daß die Verbindung zwischen Gewalt gegen ältere Menschen heute und der Vernichtung „lebensunwerten Lebens“ während der NS-Zeit zwar naheliegend, so doch auch gefährlich ist, will man weder die Gegenwart dramatisieren, noch die Vergangenheit verharmlosen. Trotzdem halte ich es für wichtig, in diesem Kontext auf die Gefahr und die Macht von Emotionen aufmerksam zu machen. In diesem Sinne danke ich Prof. Dr. Martin Teising, der bereit war, mich in diesem Thema zu begleiten und mich in Bezug auf die Veröffentlichung der Arbeit zu beraten.

Außerdem geht mein Dank an Anja Hermann, die mich mit ihrer konstruktiven Kritik immer wieder Relationen sehen ließ. Weiterhin an Christian Juhnke, der mit unermüdlicher Geduld und Erfahrung stets für eine einwandfreie elektronische Technik und für die Umsetzung der abgebildeten Graphiken sorgte. In ihm und in meiner Tochter fand ich Begleitung, Unterstützung und Trost, wenn mich der Ekel zu überwältigen drohte.